Whole Person Care

理論編 医療の源流と実践

著 恒藤 暁

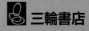
ホスピス財団
公益財団法人 日本ホスピス・緩和ケア研究振興財団

三輪書店

発刊にあたって

　公益財団法人 日本ホスピス・緩和ケア研究振興財団は，2001 年 1 月から多岐にわたる活動を展開してまいりました．当財団は，ホスピス・緩和ケアの向上・発展を図り，国民の保健医療の向上に寄与することを目的として，①ホスピス・緩和ケアに関する調査・研究事業，②ホスピス・緩和ケア人材養成事業，③ホスピス・緩和ケア普及・啓発事業，④ホスピス・緩和ケアに関する国際交流事業，に取り組んでおります（https://www.hospat.org/）．

　特に Whole Person Care に関しては，ホスピス・緩和ケア人材養成事業の中核として位置づけております．これまでに，マギル大学の Whole Person Care プログラム責任者であるハッチンソン先生を講師として招き，講演会やワークショップを 5 回開催してまいりました．また，Whole Person Care に関する書籍も 3 冊翻訳・出版しています．

　今回，当財団の理事・事業委員長である恒藤先生が，Whole Person Care の集大成として本書を出版できましたことを，大変うれしく思います．Whole Person Care は患者さんやご家族に提供されるものですが，全ての医療者，教育者，さらには現代社会に生きる全ての人々に必要とされるものであると考えております．目の前の人と真摯に向き合い，どのように対話するかが肝要です．本書が多くの人々に読まれ，様々な領域で活かされることを心より願っております．

　最後に，本書の出版にあたりご尽力いただいた三輪書店の大野弘嗣氏に，心より感謝申し上げます．

2024 年 10 月 1 日

柏木哲夫

公益財団法人 日本ホスピス・緩和ケア研究振興財団 理事長

目 次

発刊にあたって　iii

まえがき　xi

第 1 章　治療と癒しを調和させる

- はじめに　2
- Whole Person Care 教育の開発経緯　3
- カドゥケウス：Whole Person Care の真髄　5
- 治療と癒し：相違点と相乗効果　9
- 省察的実践　14
- スピリチュアルな存在　15
- 傷ついた癒し人　19
- おわりに　22

第2章　苦悩に対応する

- ◆ はじめに　28
- ◆ 苦悩に関する言及　29
- ◆ 苦悩の概念　32
- ◆ 苦悩の評価　36
- ◆ 苦悩へのアプローチ　37
    1. ネガティブ・ケイパビリティ　37
    2. 対峙　38
    3. 介入　39
- ◆ 苦悩に対する患者の取り組み　42
    1. 認知的対応　42
    2. コーピングによる対応　42
    3. 状況を変える行動　43
    4. コミュニティへの再関与　43
    5. 人格的成長　43
    6. スピリチュアルや宗教的な関与　43
- ◆ Whole Person Care 教育の取り組み　44
- ◆ おわりに　46

第3章　死の不安に向き合う

- はじめに　50
- 存在脅威管理理論　51
- 防衛機制　54
- 存在脅威管理理論の研究成果　56
- 医療現場における死の不安の影響　57
- Whole Person Care 教育の取り組み　59
- メメント・モリ　60
- おわりに　61

第4章　マインドフルネスで身心を調える

- はじめに　66
- マインドフルネスの概念　68
- マインドフルネスの普及・啓発　69
- マインドフルネスの源泉　72
- マインドフルネスの基本的な態度　73
    1. 今この瞬間にとどまる　73
    2. ありのままに観る　74
    3. 初心者の心で接する　74
    4. 思考や感情を手放す　75
    5. 真のいのちにつながる　75
- マインドフルネスの実践と技法　76
    1. 心を込めて呼吸する　76
    2. グラウンディング　77
    3. 心を込めて歩く　78
    4. 心を込めて食べる　79
    5. 心を込めて手を洗う　80
    6. 心を込めて聴く　81
- マインドフルネスの問題点と安全性　82
- おわりに　83

第5章 臨床的調和を図る

- はじめに　88
- 家族造形法　89
- 生存のための態度　91
- コミュニケーションの態度　94
    1. 懇願の態度　94
    2. 非難の態度　94
    3. 超理性的な態度　95
    4. 不適切な態度　95
    5. 調和のとれた態度　95
- 臨床的調和　98
- 氷山の比喩　101
    1. 切望　101
    2. 期待　101
    3. 認識　103
    4. 感情　103
    5. コーピング　103
    6. 行動　104
- Whole Person Care 教育の取り組み　104
    1. コミュニケーションの態度　104
    2. 氷山の比喩　106
- おわりに　107

第6章　レジリエンスを育む

- ◆ はじめに　110
- ◆ ワーク・エンゲイジメント　111
- ◆ 燃え尽き症候群　114
- ◆ 共感疲労　117
- ◆ 心的外傷後成長　120
- ◆ レジリエンス　121
- ◆ マインドフルネス実践による心理的回復と成長　123
- ◆ レジリエンスを高める　124
    1. 自己覚知を深める　124
    2. セルフ・コンパッションを育む　126
    3. セルフケアを実践する　127
- ◆ Whole Person Care 教育の取り組み　130
    1. 燃え尽き症候群　130
    2. レジリエンス　131
    3. コンパッション　132
- ◆ おわりに　134

索引　138

まえがき

　Whole Person Care という言葉に初めて出会ったのは，2008年にカナダのモントリオールで開催された第17回国際緩和ケア学会のセッションに参加した時でした．それ以来，Whole Person Care プログラムの現責任者であるハッチンソン先生をはじめ，マウント先生，カーニー先生，ドブキン先生，リーベン先生など，多くの先生方と直接お会いして話を聞きながら，Whole Person Care について学び続けてきました．

　Whole Person Care は，理念に留まらず，医療や教育の現場で実践可能なものであり，現代社会において私たちがどのように生きるべきかについて，新たな方向性を示していると確信するに至りました．そして，『新たな全人的ケア：医療と教育のパラダイムシフト』，『Whole Person Care 実践編：医療 AI 時代に心を調え，心を開き，心を込める』，『Whole Person Care 教育編：マインドフルネスにある深い気づきと臨床的調和』の 3 冊を翻訳出版しました．

　今回は，その 3 冊の訳書およびマギル大学 Whole Person Care プログラムが 2000 年から 2024 年までに公表した文献（https://www.mcgill.ca/wholepersoncare/publications）を中心に，自分なりにまとめて出版することになりました．個人的なことになりますが，2024 年 3 月末に早期退職し，4 月末から 5 カ月間モントリオールに滞在しながら，ハッチンソン先生のご厚意で Whole Person Care の教育現場を見学し，授業に参加させていただきました．その経験を踏まえ，以下に述べる内容とさせていただきます．

　医学教育の基礎を築いたオスラー先生がマギル大学で教鞭をとったこと，マウント先生が「緩和ケア（palliative care）」という言葉を創出し，マギル大学の拠点病院に世界初の緩和ケア病棟を設立したこと，そして Whole Person Care の教育がマ

ギル大学の医学教育のコア・カリキュラムに組み込まれたこと，これらの出来事が偶然であるとは筆者には思えません．オスラー先生は，「医療は科学に基づくアートである（Medicine is an art based on science.）」と述べています．ここでの「アート」とは，技，道，実践などを包括するものであり，Whole Person Care もまさにそれを目指していると言えるでしょう．

Whole Person Care のシンボルマークは，本書のカバーにも描かれている，二匹の蛇が巻き付いた杖（カドゥケウス）です．一匹の蛇は「治療」を，もう一匹の蛇は「癒し」を象徴しており，Whole Person Care は「治療」と「癒し」の調和を目指しています．「癒し」という言葉に抵抗感を覚える方も少なくないかもしれませんが，私たちは仕事や人生において，「自分とは何者なのか」というアイデンティティを問われることがあります．Whole Person Care では，その問いに対し「傷ついた癒し人」と答えることができます．ほとんどの人がこの世界で何らかの形で傷ついていると考えられますが，同時に多くの人が傷ついた他者に対して「癒し人」になれる可能性を秘めていると言えるでしょう．

マギル大学の Whole Person Care のカリキュラムの目的は次のように述べられています．「Whole Person Care のカリキュラムの目的は，学生が癒しを促す深い方法で患者と関わることができるようになることである．癒しとは，患者の中で生じる高潔性（integrity）と一体性（wholeness）へ至る体験であり，これは医療者によって育まれるものである．学生がこのようなケアを患者に提供できるように，Whole Person Care の基本構造を教え，患者に癒しのケアを提供するための技術，態度，存在のあり方（ways of being）を促すための体験学修を行う」．このように，「癒し人」を目指すことが明確に謳われており，その姿勢には正直，感嘆させられます．

北米の医学校は，学士を取得した学生を受け入れる4年制のプログラムです．Whole Person Care の教育では，1年生から4年生にかけて，以下のように授業が

行われています．
　1年次：授業6回
　2年次：授業1回，グループワーク7回（各回2時間）
　3年次：授業2回，ワークショップ6回（各回4時間）
　4年次：授業2回，ワークショップ2回（各回4時間）

　特に2年生の後期に行われる病院実習前の『マインドフルネスにある医療実践コース』と呼ばれるグループワークが非常に重要だと筆者は考えています．このグループワークは，約20人の学生と1人のファシリテーター（教師）で構成され，体験型の学習が行われます．金曜日の午前中に2時間の授業が，2カ月間にわたって連続7回実施されます．同じ時間帯に3つのグループが別々の教室で行われており，それぞれにファシリテーターが担当します．

　このコースは6カ月間にわたって開講されており，1学年180人の学生が9つのグループに分かれて受講します．非常に濃密なグループワークであり，学生同士，また学生と教師との間に深い関わりが生まれます．テーマは「注意力」「気づき」「反応と応答」「コミュニケーションの態度」「マインドフルネス」「医療過誤」「臨床的調和」「燃え尽き症候群」「レジリエンス」「苦悩への対応」「死の不安」など，従来の医学教育では取り扱われない重要な内容が多く含まれており，病院実習や臨床現場に出た際に非常に価値のあるものです．知識は必要最小限にとどめ，様々なワークや演習を通じて学生が洞察を得られるよう，双方向で対話式に進められています．そのため，ファシリテーターの力量が求められると感じました．これこそが「アート」であり，ここでの学びが医療や人生において大きな糧となる体験だと強く感じました．

　また，Whole Person Care の教育において，マインドフルネスは重要な鍵となっています．マウント先生，ハッチンソン先生，ドブキン先生の3人は，2000年代前半にカバットジン先生が創設したマサチューセッツ大学のマインドフルネスセン

ターでの研修に一緒に参加されたそうです．そして，Whole Person Care の取り組みと多くの共通点があることを実感し，積極的に取り入れることを決めたといいます．その後，ドブキン先生はマインドフルネス・ストレス低減法の指導者資格を取得し，マインドフルネス・ストレス低減法の研修会を開催するほか，マインドフルネスに関する研究にも従事し，『Mindful Medical Practitioners：A Guide for Clinicians and Educators』や『Mindful Medical Practice：Clinical Narratives and Therapeutic Insights』といった書籍を出版しています．現在，マインドフルネスは，マインドフルネス・ストレス低減法を中心に，医学教育の中で広く受け容れられており，北米の医学校の9割で実施されていると報告されています．

　モントリオール滞在中，毎週一度，ハッチンソン先生と二人で読書会を行う機会を得られたことは，すばらしい経験となりました．事前に決めた書籍を読み，それに基づいて様々なテーマについて意見交換をしました．特にジェイコブ・ニードルマン（Jacob Needleman）先生の著書『The Way of the Physician：Recovering the Heart of Medicine（医師の道：医療の心を取り戻す）』は，Whole Person Care と非常に深く関連しており，学びを一層深めることができました．ニードルマン先生は，最後の章で次のように述べています．「私たちは一体何を求めていたのだろうか．それは探求者自身の変容（transformation）である．この変容からしか，存在すること（to be），愛すること，創造すること，選択すること，苦しんでいる隣人を助ける力を見出すことはできない」．ニードルマン先生は，変容と存在の重要性を強調しています．この書籍は1985年に初版が出版されましたが，2014年に復刻版が出版されています．その表紙にはカドゥケウスが描かれています．医療や教育，さらには人生についても，心置きなく話し合うことができました．この場を借りて，ハッチンソン先生に心から感謝申し上げたいと思います．

　最後に Whole Person Care はマギル大学の医学教育として開発されたものであり，「医学生」や「医師」という表現が多くみられますが，読者にはこれを「学生」や「医療者」と読み替えていただきたいと思います．また，私の理解不足や，踏み

込みすぎて Whole Person Care の本来の意図から逸れている箇所があるかもしれませんが，その点はご容赦ください．本書が読者の皆様にとって，医療や教育の実践，そして人生において少しでもお役に立てれば幸いです．

恒藤　暁

京都大学大学院医学研究科　名誉教授

第1章

治療と癒しを調和させる

Harmonizing Curing and Healing

◆ 第1章

治療と癒しを調和させる

Harmonizing Curing and Healing

はじめに

Introduction

　Whole Person Care は，カナダのケベック州モントリオールに本部を置く公立大学，マギル大学（McGill University）で誕生した．この大学は1821年に創立され，カナダで最も歴史があり，世界でも有数の名門校の一つである．Whole Person Care の理念には，医療の実践と教育の両方が含まれている．マギル大学では，「単に病気を診断し治療するだけでなく，がんをはじめとする様々な治療に難渋する疾患をもつ人々にしっかりと向き合い，癒し人となり得る医療者を育成する」と宣言している．

　Whole Person Care の教育は，癒しを促進する「全人（whole person）」として関わり，患者により良い医療を提供できる，有能で思いやりのある医療者を育成することを目指している．ちなみに，広辞苑によれば，「全人」とは「知・情・意が完全に調和した円満な人格者」を意味する．Whole Person Care での全人とは，自分，相手，そして現在の状況への気づきを深めることをとおして，自分自身の存在のあり方を見直し，その場にしっかりと存在することの重要性を強調している．Whole Person Care では，治療と癒しの調和を目指し，患者と医療者の双方における癒しを促進する実践的な方法を見出す試みが行われている（Hutchinson & Dobkin

2015).本章では,治療と癒しに焦点をあてながら,カドゥケウス,省察的実践,スピリチュアルな存在,傷ついた癒し人について探究する.

Whole Person Care 教育の開発経緯
History of Whole Person Care Education Development

バルフォア・マウント(Balfour M. Mount:1939年~,カナダの緩和ケア医.緩和ケアの父と呼ばれる)は,現代ホスピス運動の始まりとなったセント・クリストファー・ホスピス(St. Christopher's Hospice:英国の南ロンドンに1967年に創設されたホスピス)を訪れ,シシリー・ソンダース(Cicely Saunders:1918年~2005年,英国のホスピス医.現代ホスピス運動の母と呼ばれる)に出会う.この経験からマウントは,ホスピスと同様のケアができるように,1975年に世界初の緩和ケア病棟をロイヤル・ビクトリア病院(Royal Victoria Hospital:マギル大学の拠点病院)に設立した.カナダのフランス語圏では「ホスピス」という言葉が孤児,貧困者,高齢者の収容施設を指していたため,マウントは新たに「緩和ケア(palliative care)」という言葉を造った.この言葉とその概念は後に,カナダだけでなく世界中に浸透していった.マウントは,「患者がこれまで歩んできた道のりと,私たちの経験をとおして築き上げられる癒しの絆(healing connections)を深めることにより,人としての高潔性(integrity)が育まれる」と述べている(Mount 2003).

マウントは,マギル大学の医学部長に「君が望む医学教育プログラムをマギル大学で立ち上げてみないか」と提案されたことをきっかけに,医療に「癒し(healing)」の概念を取り入れた Whole Person Care 教育プログラムの開発を1999年に開始した.ワーキンググループを組織し,多くの診療科や部門の医師が参加して,2年間にわたる会合を重ねた結果,Whole Person Care 教育はマギル大学の医学教育のコア・カリキュラムとして位置づけられることとなった(ハッチンソン 2020).

トム・ハッチンソン(Tom A. Hutchinson:1947年~,アイルランド出身の緩和ケア医)

は，アイルランド国立大学医学部を卒業後，マギル大学で内科および腎臓内科の研修を受ける．1980年代にはバージニア・サティア（p.88）と出会い，2004年からはWhole Person Care 教育プログラムの責任者を務めている．また，ハッチンソンは，2013年から2023年の間に国際 Whole Person Care 学会を5回主催し，Whole Person Care に関する著作として『新たな全人的ケア：医療と教育のパラダイムシフト（Whole Person Care：A New Paradigm for the 21st Century）』，『Whole Person Care 実践編：医療 AI 時代に心を調え，心を開き，心を込める（Whole Person Care：Transforming Healthcare）』，『Whole Person Care 教育編：マインドフルネスにある深い気づきと臨床的調和（MD Aware：A Mindful Medical Practice Course Guide）』の3冊を出版している（ハッチンソン 2016，ハッチンソン 2020，リーベン＆ハッチンソン 2022）．ハッチンソンは，次のように述べている．「多くの人から『Whole Person Care 教育の概要を教えてほしい』と頼まれてきたが，私はこれを断固として拒否してきた．教育指針だけを提供して，それをどのように活用するかを伝えなければ，食材のリストだけを渡して料理の仕方を教えないのと同じである」．教育指針だけでは不十分であり，体験学修（中等教育以下の教育機関での学びは「学習」と呼ばれ，高等教育機関での学びは「学修」とされる）という教育方法が不可欠であるとハッチンソンは強調している．

パトリシア・ドブキン（Patricia Dobkin：臨床心理士．臨床心理学の博士号を取得後，マギル大学で長年にわたり教鞭をとる）は，Whole Person Care 教育プログラムのスタッフの一員であり，マインドフルネス・ストレス低減法（p.70）の指導者としてマインドフルネスに関する教育と研究を行っている．ドブキンは，『Mindful Medical Practitioners：A Guide for Clinicians and Educators（マインドフルネスにある医療実践者：医療者と教育者のためのガイド）』や『Mindful Medical Practice：Clinical Narratives and Therapeutic Insights（マインドフルネスにある医療実践：臨床での物語と治療的洞察）』などを出版している（Dobkin & Hassed 2016, Dobkin 2015）．ドブキンらは，次のように述べている．「Whole Person Care では，可能な限り治療し（curing），常にケアする（caring），という医療の2つの役割を念頭に置きつつ，実践と教育をより人間

らしくすることの重要性を強調している．これは，学生が人々へ敬意を払い，人間関係を中心とした診療を行い，そして自分自身が全人として存在することから始めなければならない．そうすることで，学生たちは自らの身心の健康を犠牲にしたり，自分のアイデンティティの形成を損なったりすることなく，思いやりのある有能な医療者になるという目的を達成するために力を注ぐようになるであろう」(Dobkin & Balass 2014)．このようにして，複数の重要人物の関わりによって，Whole Person Care 教育プログラムは開発され，展開されてきた．

カドゥケウス：Whole Person Care の真髄
Caduceus：Essence of Whole Person Care

カドゥケウス（caduceus）が，Whole Person Care の真髄を象徴している．カドゥケウスとは，古代ギリシアの神，ヘルメス（Hermes）が携える杖で，二匹の蛇が巻き付いた翼がある杖の形をしている（図 1-1）．これは様々な力や役割を象徴しているとされる．一方，世界保健機関（World Health Organization）のシンボルマークでは，一匹の蛇が巻き付いた杖が描かれており，これは古代ギリシアの医療の神であるアスクレピオス（後述）を象徴している．蛇は古来より再生と癒しの象徴とされ，医療のシンボルとして広く使用されている．

Whole Person Care のシンボルマークは，二匹の蛇が巻き付いた杖を描いている（図 1-2）．白い蛇は治療を，黒い蛇は癒しを象徴している．ロバートソン・デービス（Robertson Davies：1913 年〜 1995 年，カナダの小説家，劇作家，ジャーナリスト）は，次のように述べている．「ある日，古代ギリシアの神ヘルメスが散歩中に二匹の蛇が戦っているのを見つけた．二匹の蛇は互いに殺し合う危険性があった．そこでヘルメスは，杖を二匹の間に突き刺し，互いが殺し合うことなく，創造的な緊張感を保ちながら助け合って生きていけるようにした」．一方の蛇は知識を，もう一方の蛇は知恵を表している．治療は知識を必要とする単純あるいは複雑な過程であり，癒しは知恵を必要とするより複合的な過程である（後述）．これら二匹の蛇は，調和と

均衡を象徴している．この杖は，医療者が2つの相違的かつ相乗的な過程を両立させることの重要性を示している．ハッチンソンによると，より良い医療を提供するには，これらの両方を同時に実践する必要があるとされている（ハッチンソン 2020）．

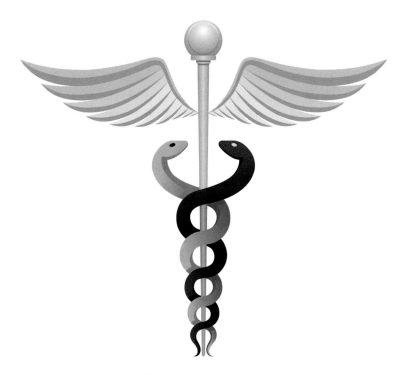

図1-1　カドゥケウス

第 1 章　治療と癒しを調和させる

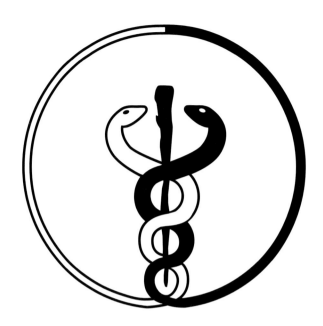

図 1-2　Whole Person Care のシンボルマーク

　Whole Person Care では，二匹の蛇がヒポクラテス（Hippocrates：紀元前 460 年頃〜紀元前 370 年頃，古代ギリシアの医師）による治療と，アスクレピオス（Asclepius：ギリシア神話に登場する癒しの神であり，死者すら蘇らせることができたとされる，医神としての象徴的な存在）による癒しを象徴している．ヒポクラテスは「医学の父」と称され，医学を迷信や超自然的なものから切り離し，体系的かつ観察に基づく合理主義および経験主義へのアプローチに発展させた．一方，アスクレピオスは紀元前 500 年から西暦 500 年まで，約 1000 年にわたり人々に崇拝された．人間と同じ土を踏み，人間の苦悩を共にする思いやり深い神と見なされていた．病いに苦しむ人々は誰でも，アスクレピオスに癒しと慰めを求めて近づくことができた．

　医療の原点にあたる「ヒポクラテス的な医療」は，病気や症状の治療に重点を置いている．「アスクレピオス的な医療」は，治療が困難な病いに苦悩する人々を支援することに焦点をあてている．ヒポクラテス的な医療では，科学的な根拠に基づ

7

くアプローチが強調され，外的要因に依存する傾向がみられる．一方，アスクレピオス的な医療では，個人の内的要因との協働をとおして癒しがもたらされる．これら2つのアプローチを統合することで，患者を身体，心，魂から成る全人として捉えることができる包括的な医療が可能になる(Kearney & Mount 2000)．苦悩する人々に関わる際，ケアを提供する者もまた，癒しの過程において重要な役割を果たす．

　英語では，「人間」は通常「human being」と表現される．しかし，私たちは朝起きてから夜寝るまで絶えず様々な行動をとっており，「human doing」と表現するほうが，より適切なように感じる（表1-1）．「することモード（doing mode）」とは，自動操縦といわれるように，無意識的・習慣的に行動をとり，条件反射的に判断し，思考を事実として捉え，不快なことから逃れ，過去や未来に思いを馳せることによって，心が消耗する状態である．一方，「あることモード（being mode）」とは，意識的に選択し，気づき，認め，受け容れ，思考を心の出来事として捉え，現実に向き合い，今この瞬間にとどまることによって，心に栄養が与えられる状態である（恒藤 2020）．医療現場では，「することモード」（問題を解決するアプローチ）に重点が置かれがちで，「あることモード」（問題を理解するアプローチ）がおろそかにされがちであると感じられる．ジョアン・ハリファックス（Joan Halifax：1942年～，米国の医療人類学者．医療者の『死にゆく人と共にあること（Being with Dying）』訓練プログラムを開発）は，「開かれていることから生まれる存在感こそが，実際には私たちが提供できる最高のものなのである」と述べている（ハリファックス 2015）．今こそ，医療者は自分自身のあり方を見直し，「あることモード」に基づく全人としての存在の態度を身につける必要性が高まっていると言えるであろう．

表 1-1　Human Doing から Human Being へ

することモード	あることモード
自動操縦（無意識的，習慣的）	意識的な選択
条件反射的に判断する	気づき，認め，受け容れる
思考を事実として捉える	思考を心の出来事として捉える
不快なことから逃れようとする	現実に向き合う
過去や未来に思いを馳せる	今この瞬間にとどまる
心が消耗する	心に栄養が与えられる

治療と癒し：相違点と相乗効果
Curing and Healing：Contrasting and Synergistic

　医学教育の基礎を築いたウイリアム・オスラー（William Osler：1849 年～1919 年）は，カナダの医師で，近代医学の父と称されている．マギル大学の教授に就任し，その後ペンシルベニア大学，ジョンズ・ホプキンス大学，そして最後にオックスフォード大学の医学部教授を務めた．優れた臨床医としても知られ，今日でも多くの人々によって卓越した医師の一人と認められている．オスラーは，「良い医師は病気を診る．偉大な医師は病気のある患者を看る」と述べている（リーベン＆ハッチンソン 2022）．故障した機械のように患者を修理する熟練した技術者としか医師を捉えない，還元主義的な医療の対極に Whole Person Care が位置する．

　Whole Person Care という言葉が論文のタイトルで初めて使用されたのは，1993年のマウントが行った基調講演の際であるとされている．その講演のタイトルは『Whole Person Care：心理社会的・身体的な必要性を超えて（Whole person care：beyond psychosocial and physical needs)』である（Mount 1993）．マウントは，この講演で苦悩と癒しについて考察している．「癒しとは，患者，家族，介護者を問わず，統合（integration）と超越（transcendence）を伴う過程であり，それは人間の核心に存在する唯一無二の本質を表現し，人格と人格との間の深い対話へと導くものであ

る」とマウントは述べている．

　Whole Person Care は，治療と癒しの調和を目指している．ハッチンソンらは，「癒しを医療の根幹に据える必要がある」と主張しており，治療と癒しの特徴を様々な観点から考察している．それを表 1-2 で示す（Hutchinson & Hutchinson 2020, Hutchinson & Hutchinson 2023）．

表 1-2　治療と癒し：相違点と相乗効果

	治療	癒し
患者		
問題	症状や機能障害	苦悩
可能性	病気の除去や症状の制御	回復
行動	がんばる，努力する	手放す
目的	長生きする	成長する
自己像	病気の影響を受ける	コーピングに関与する
医療者		
焦点	病気や症状	病いを抱える人間
コミュニケーション	内容に重点	関係性に重点
	デジタル	アナログ
	意識的	無意識的
力	患者と医療者間の格差	力の共有
存在	有能な専門家	傷ついた癒し人
認識	サイエンス	アート
マネジメント	標準化されたアプローチ	個別化されたアプローチ
過程	単純または複雑	複合的
省察	思考，行動，再帰性に焦点	存在に焦点
枠組み	問題解決の方法論	生の不可思議に対する探求
知恵	実用的	実存的
手順	直線的なことが多い	曲線的なことが多い

　治療において，患者は症状や機能障害などの問題を抱えており，病気を取り除いてほしいと望んでいる．病気の影響を受けながら，がんばって長生きできるように

努力する．そして，医療者は病気や症状に焦点をあてながら，デジタル的な情報収集を意識的に行う．力は医療者側にあり，有能な専門家として存在する．このアプローチはサイエンスに基づき，標準化されたアプローチを目指す．その過程は，単純なものから複雑なものまである．手順は直線的なことが多く，実用的で問題解決の方法である．

　一方，癒しは，治療とは異なり，対照的な側面をもっている．癒しでは，患者は様々な苦悩を抱え，癒され，回復することを望んでいる．人としての成長を目指しながら，患者はコーピングに自ら取り組むことになる．ここで患者に求められる行動は，手放すことである．そして，医療者は病いを抱える人間そのものに焦点をあてる．患者との関係性を築きながら，アナログ・コミュニケーション（analog communication）に注意を払う．これは無意識のうちに行われる姿勢，ジェスチャー，表情，声の抑揚，流れ，リズム，イントネーションなどの非言語的表現である．医療者は傷ついた癒し人（後述）として存在し，患者と協働する．ここでは，医療者と患者の人格間での対話が行われ，認識はアートに基づいた，個別化されたアプローチとなる．この過程は，複合的であり，曲線的なことが多い．それは実存的であり，生の不可思議に対して探求することになる．

　治療は，左脳の機能である垂直思考（vertical thinking）と関連づけられる場合がある．一方，癒しは，右脳の機能である水平思考（lateral thinking）と対比されることもある（ただし，このような機能分類は生理学的に必ずしも正確ではない）．垂直思考は，与えられた枠内での問題解決を目指す論理的かつ分析的な思考法である．対照的に，水平思考は，既存の理論や概念に縛られず，直感的かつ象徴的な思考法である．このように，多様な視点から，物事を捉えることが重要である．

　癒しは，文脈に応じて様々な概念が存在する．マウントらは，次のように述べている．「癒しとは，苦痛や苦悩から一体性（wholeness）と高潔性（integrity），そして心の安らぎ（peace）へと至る体験である．これによって人生の質が変わる．この過

程は家族，友人，医療者などの人々との関わりによって促進されるが，患者自身の内にある生来の潜在能力によるところが大きい．癒されて死を迎えることは可能である」(Mount & Kearney 2003, Mount 2006).

ポール・ディッペ (Paul Dieppe：英国の医師．エクセター大学医学部にて健康＆ウェルビーイング [health & wellbeing] に取り組んでいる) らは，「人間には，自己の治癒力と他者の治癒力を促進する能力が備わっている」と指摘している (Dieppe et al 2020)．そして，ディッペらは，癒しを促進するための対応を次のように述べている．
　①自分と環境を調える
　②心を誠実に開く
　③信頼関係を築く
　④安心感を与える
　⑤相手のためにしっかりと存在する
　⑥思いやり，慈しみ，愛情をもって接する

また，ディッペらは，癒された状態の特徴を次のように挙げている．
　①ウェルネス (wellness) を感じる
　②一体性を保つ
　③苦悩を超越する
　④病気体験を超えて意味を見出す
　⑤本来の自分の役割を果たす
　⑥心の調和と安らぎを感じる
　⑦高潔性を感じる
　⑧いきいきと生きる

癒しは，身体的，精神的，およびスピリチュアルな苦痛や不調から回復する全体的な過程である．この過程は，人間の経験の多様な側面が互いに密接に関連している．癒しは，単に病気や苦痛がなくなることに限定されるものではない．むしろ，

これは自己発見，成長，および変容を含む深い過程である．より良い医療を提供するためには，治療と癒しの双方が不可欠である．これらの要素を調和させることで，相乗効果が生じ，患者の全体的な回復が促進される．

　医療には，「単純な過程（simple process）」，「複雑な過程（complicated process）」，そして「複合的な過程（complex process）」が存在する．単純な過程は，単純性尿路感染症の治療のようなものである．正しく処方すれば，良い結果が得られる．複雑な過程は，特定の手順を踏むことで予測可能な結果を得られるものである（例えば，新病院の建設など）．これは，手順を分解し定量的に評価することが可能である．一方，複合的な過程は，明確な手順はなく，個別的であり，曲線的な特徴をもち，評価や再現が困難なものである（例えば，子育てなど）．ある人には役立つアプローチが，別の人には逆効果になることがある（リーベン＆ハッチンソン 2022）．

　現代は，VUCA（ブーカ）（Volatility［変動性］，Uncertainty［不確実性］，Complexity［複雑性］，Ambiguity［曖昧性］の頭字語．米国の軍事用語として誕生し，ビジネス界でも広く使用される）の時代である．この言葉は，先行きが不透明で，将来の予測が困難な状況を指す．山口　周（1970年〜，経営コンサルタント，著作家）は，次のように述べている．「要素還元主義の論理的思考アプローチは機能しません．そこでは全体を直感的に捉える感性と，『真・善・美』が感じられる打ち手を内省的に創出する構想力や創造力が，求められることになります...ヘンリー・ミンツバーグ（Henry Mintzberg：1939年〜，カナダの経営学者）によれば，経営というものは『アート（art）』と『サイエンス（science）』と『クラフト（craft）』の混じり合ったものになります．アートは，組織の創造性を後押しし，社会の展望を直感し，ステークホルダーをワクワクさせるようなビジョンを生み出します．サイエンスは，体系的な分析や評価を通じて，アートが生み出した予想やビジョンに，現実的な裏付けを与えます．そして，クラフトは，地に足のついた経験や知識を元に，アートが生み出したビジョンを現実化するための実行力を生み出していきます」（山口 2017）．Whole Person Care の存在意義は，このような複合的な過程に対するアプローチを学ぶことにある．

省察的実践

Reflective Practice

　ドナルド・ショーン（Donald Schön：1930年～1997年，米国の学習理論家，哲学者．省察的実践の概念を開発し，組織学習の理論に貢献）は，「省察的実践者（reflective practitioner）」を実践の中で問いを立て，探究・研究を深めていく人と定義し，「行為の中の省察（reflection-in-action）」を状況と対象とのやりとり（会話）をとおして，既存の枠組みを調整・展開し，新しい知を再構築していくプロセスと述べている（ショーン2007）．また，ショーンは次のように技術的合理性によらない新しい知のあり方について考察している．「行為の中で省察する時，その人は実践の文脈における研究者となる．既に確立している理論や技術のカテゴリーに頼るのではなく，行為の中の省察をとおして，独自の事例について新しい理論を構築するのである．実践者の探求は，手段と目的を分離せず，両者を問題状況に枠組みを与えるものとして相互的に捉える．実践者は考えることと行動とを分離せず，決断の方法を推論し，後でその決断を行為へと変換するのである．実験は行為の一部になっており，探求の中に行為へと踏み出すことが組み入れられている．行為の中での省察は，技術的合理性のもつ二分法（二つの概念が矛盾または対立の関係にあること）の制約を受けないため，このように不確かで独自な状況であっても進行することができる」．

　三輪は，次のように述べている．「技術的熟達者とは，専門職として現実に対処するために専門的知識や科学的技術を合理的に適用する人々のことである．これに対し省察的実践者とは，専門的知識・技術を適用するのではなく，自ら実践が抱える問題の本質やそれをとらえる信念を省察しながら，実践の改善を図ろうとする人々である」（三輪 2023）．技術的熟達者のアプローチには，①知識と技術を適用する，②対象と自身を切り離す，③問題解決を目指す，という特徴がある．一方，省察的実践者のアプローチには，①問題や実践を省察する，②関係性の中で考える，③問題を設定する，という特徴がある．

Whole Person Care においても，省察的実践が不可欠である．エリザベス・キンセラ（Elizabeth Anne Kinsella：マギル大学医学部・保健学部 健康科学教育研究所 教授）は，省察を次の 4 つの側面に分類している（Kinsella 2012）．①省察的思考（reflective thinking：決められた枠組みの中で問題解決すること），②省察的行動（reflective doing：実生活の中で実践知［phronesis］をもたらすこと），③再帰性（reflexivity：広い社会の中で実践知をもたらすこと），④省察的存在（reflective being：全人対全人としてしっかりと存在すること）．

　省察的実践は，自分の思考，行動，そして経験を深く振り返り，そこからの学びと成長を促すプロセスである．これによって，自己洞察を深め，自分の行動や決断を向上させるとともに，その背後にある動機や価値観を掘り下げる．省察的実践は，心理学，教育学，ビジネスなど様々な分野で重視されており，Whole Person Care の実践においても中心的な役割を果たす．

スピリチュアルな存在
Spiritual Being

　英語の「heal」は，古英語の「hælan」およびゲルマン祖語の「hailaz」にその起源をもつ．古英語では「全体である」「全体となる」という意味があり，ゲルマン祖語では「完全な」「傷のない」という意味がある．したがって，「heal」には全体性，完全性，無傷性という概念が含まれる．人間は身体（body），心（mind），魂（spirit）から成るという考え方がある．「spirit」はラテン語の「spiritus」に由来し，息，呼吸，精気，精霊，霊魂，誇り，勇気など多岐にわたる意味をもつ．カーニー（後述）とマウントは，「魂は身体や心を超えた存在で，観察や検査によって捉えられるものではない．魂は健康に深く影響し，人間関係，愛情，コミュニティといった深い関係性をとおして表現される」と指摘している（Kearney & Mount 2000）．身体と心と魂が一体になった時に，癒しのプロセスが始まる．癒しは，身体と心と魂の調和と言えるであろう（Quinn 1989）．

オスラーは「癒し人としての役割を徹底的に体現した人物」といわれている（Wheeler 1990）．病気だけではなく，患者を一人の人間として向き合い，個人的なレベルでの交流を深めることによって，希望を生み出し，患者に対する深い純粋な関心から生まれる人間関係を築き上げることができる，卓越した医師であった．「本なしに病気の現象を研究することは，未知の海を航海するようなものである．患者なしに本だけを研究することは，全く海に出ないでいることと同じである」「人生は魂の旅であり，身体はその乗り物である」とオスラーは語っている（Wheeler 1990）．オスラーは，病気が身体を苦しめる時，魂も同様に苦しむため，身体と魂の両方に誠実に向き合うことの重要性を強調した．

　ヴィクトール・フランクル（Viktor Emil Frankl：1905年～1997年）は，オーストリアの精神科医であり，ホロコーストの生存者である．フランクルはロゴセラピー（logotherapy）を提唱した（Frankl 1973）．これは，人生の意味を見出すことが，心理的苦痛や精神的危機を克服する鍵であると考える療法である．フランクルは，「人間は身体的，精神的，スピリチュアルな次元で生きている．スピリチュアルな次元を無視することはできない．それが人間を真に人間たらしめるからである ... 人生に意味があるならば，苦しみにも意味がある．苦しみは，運命や死と同様に人生において避けられないものである．人は自らの運命とそれに伴うあらゆる苦しみを受け容れることによって，人生に深い意味を見出すことができる」と述べている（Frankl 1973）．フランクルは，人生を意味で満たす3つの価値，①創造価値（creative values），②体験価値（experiential values），③態度価値（attitudinal values）を提唱している．創造価値とは，何かを作ったり，何か達成したりした時に感じられるもので，世界に何かを与えることである．体験価値とは，美しいものに触れる，すばらしい景色を見る，美しい絵を見る，楽しいことをするなど，世界から何かを受け取ることである．態度価値とは，障害，不治の病い，愛する人の死，自らの死など，避けられない運命に対してどのような態度をとるかという人間の尊厳に関わるものである．これらの経験をとおして，人は生きる意味を見出す（フランクル 2002）．フランクルは，「ウェルビーイング（健康，幸福，満足感など，人生の様々な側面を包含する概

念）への道が見つからないとしても，人生の意味を深め，ウェルビーイングを向上させるスピリチュアルな道が存在する」と述べている（Frankl 1992）．

　マウントは，次のように述べている．「人間はスピリチュアルな存在であり，癒し，一体性，心の安らぎ，内なる旅（inner journey：自分に向き合い，深く知ること）などと深く関係している」「身体，心，魂は相互に依存し，不可分である．それぞれが主観的な経験に影響を与える．緩和ケアの核心は，身体的，心理社会的，そしてスピリチュアルなニーズに注意を払うことである」「私たちは，患者のスピリチュアルな成長を促す触媒（catalyst）となる機会が与えられている」「緩和ケアは，身体的，心理社会的，スピリチュアルな領域を包含する Whole Person Care を提供することを目指している．これを実現するためには，パラダイムシフトが必要である．人間としての身体的，心理社会的，スピリチュアルな側面を統合し，全人として経験する苦悩にどのように対応すべきかを深く理解することが求められている」（Mount 1986, Seely & Mount 1999, Mount 2000, Mount 2013）．

　マイケル・カーニー（Michael Kearney：1953 年～，アイルランド出身の緩和ケア医）は，セント・クリストファー・ホスピスでの研修を経て，『A Place of Healing（癒しの場所）』や『Mortally Wounded（死に至る傷を負う）』などの著書を発表し，マギル大学での Whole Person Care 教育プログラムの開発に寄与した人物である．カーニーはマウントのメンター（mentor）であり友人であり，過度に分析的で非人間的な医学に対して幻滅を感じていた（Mount 2020）．カーニーは，次のように述べている．「緩和ケアは，症候学（symptomatology）の専門分野として発展したが，医学モデルや疾病観によって制約を受ける危険性がある．癒しは，患者との深い個人的な関わりによって生じ得るものであり，これを目指すことが不可欠である」「癒しとは，スピリチュアルに統合され，全体が調和する過程を意味し，人間がより人間らしく，より自分らしく，よりいきいきと生きるようになる現象である」「スピリチュアルペインへの対応は，患者の苦悩を和らげ，深い意味での癒しを促すことにつながり，ケアの本質的な部分である」（Kearney 1992, Kearney & Mount 2000）．さらに，

マウントは，カーニーの著書『A Place of Healing：Working with Suffering in Living and Dying（癒しの場所：生と死における苦悩に取り組む）』について，「現代医療，量子物理学，神話，精神力動学，深層心理学など，幅広い分野から引用しながら，Whole Person Care のビジョンをさらに発展させた，息をのむような統合的な研究成果である．カーニーは，広い視野，深い洞察力，感受性，謙虚さ，そして思考と表現の明晰さをとおして，私たちを新しい深みと高みに導いている」と評価している（Mount 2000）．

パーカー・パーマー（Parker Palmer：1939 年～，米国の作家，教育者，活動家．教育，コミュニティ，スピリチュアリティ，社会変革に焦点をあてている）は，次のように述べている．「魂は野生動物に似ている．野生動物を垣間見ようとするなら，辛抱強く静かに待たなければならない．これは静かな忍耐と優しさ，そして深い関わりを意味する．このような環境を調えることが，魂のレベルでのケアに必要なことである．魂は回復力があり，機知に富む存在であり，困難な状況下でも生き延びようとする力がある」（Palmer 2008）．

このように，魂の領域は，人間を人間たらしめるものであり，健康，病い，苦悩，生きがいに深く影響を与える．これは全体性，絆，意味，内なる旅と関連し，私たちの存在と心の安らぎに影響を及ぼす．癒しは，身体，心，魂が一体となった状態であり，これは物質主義や還元主義的な世界観の生物医学的思考とは異なるものである（Dieppe et al 2020）．これは自己全体の回復を意味する（Levin 2017）．

傷ついた癒し人

Wounded Healer

　傷ついた癒し人という概念は，神話や心理学に起源をもち，多義的な意味合いを有している．この概念は古代ギリシア神話に遡る．ケイロン（Chiron）は，野蛮で粗野なケンタウロス族（半人半馬の姿）の中で異例の存在であり，賢者として知られていた．ケイロンは知恵や知識，医術に秀で，多くの英雄たちの育成者兼教育者であった．アスクレピオスの師であった．ある日，ケイロンは毒矢によって足を負傷したが，死ぬことはなかった．その代わり癒えることのない傷の痛みを抱えたまま，生き続けなければならなかった．痛みを和らげるため，そして傷を癒す薬草を探し求めては，足を引きずりながら山々を歩き続けた．その過程で，ケイロンは薬草に関する深い知識を身につけ，人々を癒せるようになったが，自分自身の傷を癒すことはできなかった．このことが知れわたり，様々な病に苦しむ人々がケイロンのもとを訪れるようになった．ケイロンは有益な薬を人々に提供するだけでなく，ケイロンの深い共感と思いやりは人々の琴線に触れるものであった．ケイロンのもとを去る際，人々は深い癒しがもたらされたことを実感していた（ハッチンソン 2016）．ケイロンの物語は，自らが傷つきながらも他人を癒すことができるという可能性を象徴しており，「傷ついた癒し人」という元型（カール・ユングが提唱した分析心理学における概念．集合的無意識に存在し，神話，伝承，夢などをとおして時代や地域を超えて類似のイメージやシンボルを表現する心的構造）の一例とされている．

　傷ついた癒し人ついて最初に言及したのは，分析心理学の創始者であるカール・ユング（Carl Gustav Jung：1875年〜1961年，スイスの精神科医．深層心理を研究）であるといわれている．この概念では，「治療者自身が内面の問題や心的外傷を認識し，それを乗り越える過程で得た知識や経験を，他人の治療に活かすことができる」とされている．ユングによれば，この過程をとおして「治療者は他人の苦悩に共感し，洞察を深めることができ，結果として効果的な治療を行うことが可能になる」とされる．自らの苦悩を乗り越えた人が，他人を深く理解し，支援できるというこの考

えは，人間の共感と成長の過程を示している．さらに，ユングは，「人生の危機に際して，しっかりとそこに存在するか否かが重要である．策を弄するような提案は役立たない．その時に医療者の全存在が問われるのである．医療者が効果を発揮するのは，自分自身が影響を受けた時だけである．『傷ついた医療者だけが癒す』．しかし，医療者が自分を鎧にまとっていると何の効果もない」とも述べている．

ユング派分析家デイヴィッド・セジウィック（David Sedgwick）は，「癒すことができない傷を負った癒し人が存在し，矛盾するように思えるが，癒しの力をもたらすのは，まさにその傷を負ったことそのことである」と要約している（セジウィック 1998）．

さらに，アドルフ・グッゲンビュール＝クレイグ（Adolf Guggenbühl-Craig：1923年〜2008年，スイスの精神科医，ユング派分析家）は，医師が自分自身の弱さ，病気や傷に無関係であると思い込み，自分を力強い治療者であると見なし始めると，実際には治療過程における「傷ついた医師」としての自身の重要性を見失うと指摘している．グッゲンビュール＝クレイグは，「医師は癒し人であると同時に苦悩する人でもある．患者も苦悩する人であると同時に癒し人でもある．両者の側面が癒しの役割に重要である」と述べ，医師と患者の間に生じる分断の危険性に警鐘を鳴らしている．この分断を克服する鍵として「傷ついた癒し人」の元型を提示している（グッゲンビュール＝クレイグ 2019，林 2022）．

ヘンリ・ナウエン（Henri Jozef Machiel Nouwen：1932年〜1996年，オランダのカトリック司祭，神学者，作家）は，「人が他人の中に存在するためには，安全な距離をとり続けることはできない」と述べ，自らの命を捨てて人類に救いをもたらしたイエス・キリストを「傷ついた癒し人」として捉えている（ナウエン 2022）．さらに，「他人の苦しみを自分の苦しみとして感じることができなければ，聖職者の奉仕はどのようなものも真正ではない」と考えている．「聖職者自身の傷や弱さが，他人を癒す創造的な源になり得る」とナウエンは述べている．

スタンリー・ジャクソン（Stanley W. Jackson：1920 年～2000 年，米国の精神科医）は，第 73 回米国医学史学会年次大会において，『傷ついた癒し人（Wounded Healer）』と題した会長講演を行っている（Jackson 2001）．その講演で，「最も優れた医師とは，若い頃から多様な病気に関する知識，技術，経験を身につけ，自らも様々な病気を経験してきた人物である」と述べている．また，ジャクソンは「傷ついた牡蠣が，血みどろの傷口から真珠を作り出すように，真珠は苦痛の変容である」と表現した．この「傷ついた癒し人」という概念は，病気や心的外傷を個人的に経験した人が，他人の苦悩の癒しにその経験を活かすことができる可能性を示唆している．傷ついた癒し人が言及される時，その人物の苦悩（suffering）や傷つきやすさ（vulnerability）を指し，これらが癒しの能力に深く寄与するとされている．「自分は何者であるか」を探究し，折り合いをつけ，受け容れることは，自身の過去と現在の傷，苦悩，そして強みと弱みを知ることになる．しかし，しばしば「同じ体験をした人にしか理解できない」といわれるが，これは必ずしも真実であるとは限らない．自身の体験が，状況によっては障壁となる可能性があることを常に念頭に置く必要がある．

このように，傷ついた癒し人という概念は，分析心理学や牧会カウンセリングの分野で広く認められている（Jackson 2001）．また，支援者自身が傷ついた癒し人であるべきであるという考え方も存在する．しかし，傷ついた癒し人には肯定的な側面だけでなく，否定的な側面も存在することが指摘されている．否定的な側面には，自分自身の傷を癒そうとする隠れた動機，自分自身の問題を支援対象者に投影すること，医療者が患者との境界を不明瞭にして過度に同一視すること，燃え尽き症候群に陥るリスクがあること，などが含まれる．これらの否定的な側面に注意を払いつつ，傷ついた癒し人としての関わり方を考えることが，癒しを促す鍵となるであろう．

傷ついた癒し人は，「傷ついた人の構成要素」と「癒し人の構成要素」の両方が一対になっている．医療者は，問題解決者としての役割が期待されるため，しばし

ば癒し人の構成要素に親近感をもち，一方で傷ついた人の構成要素を無意識のうちに抑圧する傾向がある．逆に，患者は自分自身の傷ついた人の構成要素に親近感をもちつつ，癒し人の構成要素を抑圧する傾向がある．このような治療関係では，医療者が能動的に治療する人とされ，患者は受動的に治療を受ける人と見なされる．医療者が解決困難な問題に直面した時には，欲求不満，無力感，敗北感などを経験する．しかし，医療者が問題を解決できない時でも，患者にしっかりと向き合うことで，患者自身の癒し人の構成要素が活性化される．この瞬間，患者自身が傷ついた癒し人になるのである．医療者が傷ついた癒し人として存在するためには，自己覚知（self-awareness）が不可欠である．これには，「自分自身の無力さを受け容れる」「過度な反応を抑え，適切に対応する」「無力感や敗北感を感じながらも，患者に向き合い続ける」ことを心がけることになる．医療者と患者が互いに傷ついた癒し人として歩む時，絆は深まり，真の癒しが生じるであろう（カーニー＆ヴァイニンガー 2016）．

おわりに
Conclusion

　現代医療は，還元主義的なアプローチに重点を置いている．しかし，全人の視点を取り入れることの影響は計り知れない．医療の目的は，単に病気を治療することだけでなく，患者の「癒しの旅（healing journey）」を支援することにある（ハッチンソン 2016）．

　マウントは，「癒しの十戒（10 commandments of healing）」を提案している（Mount 2006）．これらのアプローチをとおして，患者の癒しの旅を支援することが重要である．
　①今この瞬間にしっかりと存在する
　②信頼して手放す
　③全人として必要性に注意を向ける

④より深く関わるために心を開く

⑤直感に耳を傾ける

⑥創造的に生きる

⑦内省を深める

⑧自分に対して優しくなる

⑨小さく考える

⑩小さいことでも喜ぶ

　医療者が患者と向き合い，しっかりとそこに存在する深さ（depth of presence）が，人間関係を築き，予期せぬ展開をもたらす機会となる．このようなアプローチによって，患者は傷つくこと（wounding）や苦悩すること（suffering）を新たな視点で捉え直し，現実と向き合うことができるようになる．患者の苦悩に気づき，それに真摯に対峙することで，患者はそれを克服する力を得ることができるであろう（Senge et al 2005, Dobkin 2016, Egnew 2005）．

文献

1 ）Dieppe P, Goldingay S, Warber SL. Healing and Wellness. In: IsHak WW, editor. The Handbook of Wellness Medicine. Cambridge, UK: Cambridge University Press, 2020. p.504-514.

2 ）Dobkin PL. Mindful Medical Practice: Clinical Narratives and Therapeutic Insights. Springer, 2015.

3 ）Dobkin PL. The heart of healing. Can Fam Phys 2016;62:624-625.

4 ）Dobkin PL, Balass S. Multiple influences contribute to medical students' well-being and identity formation. Med Educ 2014;48:340-342.

5 ）Dobkin PL, Hassed CS. Mindful Medical Practitioners: A Guide for Clinicians and Educators. Springer, 2016.

6 ）Egnew TR. The meaning of healing: transcending suffering. Ann Fam Med 2005; 3(3):255-262.

7 ）Frankl VE. The Doctor and the Soul: From Psychotherapy to Logotherapy. Harmondsworth: Vintage, 1973.

8）Frankl VE. Man's Search for Meaning: An Introduction to Logotherapy. Beacon Press, 1992.

9）ヴィクトール・E・フランクル. 意味への意志. 春秋社, 2002.

10）アドルフ・グッゲンビュール＝クレイグ. 心理療法の光と影：援助専門家の《力》. 創元社, 2019.

11）Hutchinson TA, Dobkin PL. Discover Mindful Congruence. Le Spécialiste 2015；17(1)：31-32.

12）Hutchinson TA, Hutchinson N. Wellness and Whole-Person Care. In: IsHak WW, editor. The Handbook of Wellness Medicine. Cambridge, UK: Cambridge University Press, 2020. p.573-581.

13）Hutchinson TA, Hutchinson N. Healing and Whole-Person Care. In: Chochinov HM, Breitbart W, editors. Handbook of Psychiatry in Palliative Medicine: Psychosocial Care of the Terminally Ill. 3rd edition, New York: Oxford University Press, 2023. p.30-42.

14）トム・A・ハッチンソン, 編. 新たな全人的ケア：医療と教育のパラダイムシフト. 青海社, 2016.

15）トム・A・ハッチンソン. Whole Person Care 実践編：医療 AI 時代に心を調え, 心を開き, 心を込める. 三輪書店, 2020.

16）林　智一. 心理援助者養成教育における「傷ついた癒やし手」というジレンマを指導者はどう考え, いかに対応するのか：文献展望をもとにした一考察. 香川大学教育研究 2022；19(3)：47-58.

17）ジョアン・ハリファックス. 死にゆく人と共にあること：マインドフルネスによる終末期ケア. 春秋社, 2015.

18）Jackson SW. The wounded healer. Bull Hist Med 2001；75(1)：1-36.

19）Kearney M. Palliative medicine - just another specialty? Palliat Med 1992；6(1)：39-46.

20）Kearney M, Mount B. Spiritual Care of the Dying Patient. In: Chochinov HM, Breitbart W, editors. Handbook of Psychiatry in Palliative Medicine. New York: Oxford University Press, 2000. p.357-373.
（Kearney M, Mount B. 臨死患者のスピリチュアルケア. Chochinov HM, Breitbart W, 編. 緩和医療における精神医学ハンドブック. 星和書店, 2001. p.391-410.）

21）Kinsella EA. Practitioner reflection and judgement as phronesis: A continuum of reflection and considerations for phronetic judgement. In: Kinsella EA, Pitman A, editors. Phronesis as Professional Knowledge: Practical Wisdom in the Professions. Rotterdam: Sense Publishers, 2012. p.35-52.

22）マイケル・カーニー, ラドリー・ヴァイニンガー. 自己覚知による自己ケア. トム・

A・ハッチンソン, 編. 新たな全人的ケア：医療と教育のパラダイムシフト. 青海社, 2016. p.145-165.

23）Levin J. What is "healing"？: reflections on diagnostic criteria, nosology, and etiology. Explore（NY） 2017；13（4）：244-256.

24）Mount BM. The ultimate meaning. Can Doct 1986；52（3）：17-19.

25）Mount B. Whole person care: beyond psychosocial and physical needs. Am J Hosp Palliat Care 1993；10（1）：28-37.

26）Mount B. Foreword. In: Kearney M. A Place of Healing: Working with Suffering in Living and Dying. New York: Oxford University Press, 2000. p.vii-x.

27）Mount BM. Existential suffering and the determinants of healing. Eur J Palliat Care 2003；10（2 Suppl）：40-42.

28）Mount BM. The 10 commandments of healing. J Cancer Educ 2006；21（1）：50-51.

29）Mount B. Healing, quality of life, and the need for a paradigm shift in health care. J Palliat Care 2013；29（1）：45-48.

30）Mount B. Ten Thousand Crossroads: The Path as I Remember It. McGill-Queen's University Press, 2020.

31）Mount B, Kearney M. Healing and palliative care: charting our way forward. Palliat Med 2003；17（8）：657-658.

32）三輪建二. わかりやすい省察的実践. 医学書院, 2023.

33）ヘンリ・ナウエン. 傷ついた癒やし人. 日本キリスト教団出版局, 2022.

34）Palmer PJ. Being alone together: a community of solitudes. In: A Hidden Wholeness: The Journey Toward an Undivided Life: Welcoming the Soul and Weaving Community in a Wounded World. San Francisco: Jossey-Bass, 2008. p.51-69.

35）Quinn JF. On healing, wholeness, and the haelan effect. Nurs Health Care 1989；10（10）：552-556.

36）スティーブン・リーベン, トム・A・ハッチンソン. Whole Person Care 教育編：マインドフルネスにある深い気づきと臨床的調和. 三輪書店, 2022.

37）Seely JF, Mount BM. Palliative medicine and modern technology. CMAJ 1999；161（9）：1120-1121.

38）Senge PM, Scharmer CO, Jaworski J, Flowers BS. Presence: An Exploration of Profound Change in People, Organizations, and Society. New York: Crown Business, 2005.

39）ドナルド・A・ショーン. 省察的実践とは何か：プロフェッショナルの行為と思考.

鳳書房,2007.

40) デイヴィッド・セジウィック. ユング派と逆転移:癒し手の傷つきを通して. 培風館, 1998.

41) 恒藤　暁. Whole Person Care としての緩和ケア. エンド・オブ・ライフケア 2020; 4(2):61-66.

42) Wheeler HB. Shattuck lecture - healing and heroism. N Engl J Med 1990;322(21): 1540-1548.

43) 山口　周. 世界のエリートはなぜ「美意識」を鍛えるのか？ 経営における「アート」と「サイエンス」. 光文社新書, 2017.

第 2 章

苦悩に対応する
Responding to Suffering

◆ 第2章

苦悩に対応する

Responding to Suffering

はじめに

Introduction

　苦悩（suffering）は人類が共通して体験するものであり，このテーマは文学，哲学，宗教学，神学，心理学など，多岐にわたる分野で考察されている．医療現場では，診断，治療，症状の緩和に焦点があてられ，患者の苦悩に対する対応がしばしば不十分である．その背後には，「苦悩に対応するための時間がない」「苦悩についてどのように尋ねればよいかわからない」「苦悩にどのように対応すればよいかわからない」という問題が潜んでいる．

　Whole Person Care 教育では，苦悩への対応が重要なテーマの一つとして取り上げられている．苦悩に対する「役立つ対応」と「役立たない対応」について議論し，「コミュニケーションの態度」との関係性について検討している．本章では，苦悩に関する言及，概念，評価，そしてアプローチについて探究する．

苦悩に関する言及

References of Suffering

　第二次世界大戦中にアウシュヴィッツに収容されたヴィクトール・フランクル（p.16）は，次のように述べている（Frankl 1992, 諸富 1999）．「どんな時も，人生には意味がある．どんな人のどんな人生にも，意味がある．この世にいのちがある限り，あなたには満たすべき意味，実現すべき使命が，必ず与えられている．たとえあなたが気づいていなくても，それはあなたの足下に，常に既に送り届けられているのだ」「この人生で起こるすべてのことを―たとえどんなにつらいことでも―意味あること，必要だから起こったこととして静かに受け止めよ．その『何か』は，あなたに大切なことを気づかせてくれるメッセージを含んでいるはずだから」「人間は人生から問われている存在である．したがって人間は，生きる意味を求めて問いを発するのでなく，人生からの問いに答えなくてはならない．そしてその答えは，人生からの具体的な問いかけに対する具体的な答えでなくてはならない（コペルニクス的転回）」．フランクルは，「意味を見出せれば，いかなる状況にも耐えることができる」と意味の重要性を強調している．そして，自分以外の何ものかが自分に向けて発する問いを見出し，それに対応することを「自己超越（self-transcendence）」と名づけ，「自己超越は実存の本質である．人間であるということは，自分自身よりもむしろ何か他のものに向けられていることなのである」と述べている（雨宮 1999）．フランクルの思想は，困難な状況下でも意味を見出すことの重要性を強調し，多くの人にとって希望の源泉となっている．

　現代ホスピス運動の創始者，シシリー・ソンダース（p.3）は「全人的苦痛（Total Pain）」の概念を提唱し，「全人的苦痛には，身体的，精神的，社会的，スピリチュアルな要素が含まれる．患者は言葉において，そして私たち医療者はアプローチと治療において，これらの要素を別々に扱うことはできない」と述べている（Prabhakar & Smith 2021）．ソンダースは，苦悩する患者を支援するために，個別的かつ患者中心のアプローチ，優れた症状マネジメント，そして患者とその家族を一つの単位と

してケアすることの重要性を強調している (Saunders 1988).

エリック・キャッセル (Eric Jonathan Cassell：1928年〜2021年, 米国のコーネル大学ワイル医学部公衆衛生の教授, 生命倫理学者) は,『The Nature of Suffering and the Goals of Medicine (苦悩の本質と医療の目標)』や『The Nature of Healing：The Modern Practice of Medicine (癒しの本質：現代医療の実践)』などの著書で広く認識されている. キャッセルは, 表2-1 に示した人間の本質について述べ, 苦悩を「人間の健全性 (intactness) を脅かす出来事によって引き起こされる深刻な苦痛な状態」と定義している.「身体ではなく, 人間が苦悩する」と述べ,「苦悩は人間の一部に還元できる現象ではなく, 人間全体に影響を及ぼすものである」とも語っている (キャッセル 2016, Cassell 1982, Cassell 2004).

表2-1 人間の本質

1. 人間は個性と性格がある
2. 人間は過去がある
3. 人間は文化的な背景をもつ
4. 人間は様々な役割をもつ
5. 人間は他者との関係なしには存在しない
6. 人間は政治的な存在である
7. 人間は物事を行う
8. 人間は自分自身の中で起きていることに気づかないことが多い
9. 人間は規則をもって行動する
10. 人間は身体をもつ
11. 人間は秘密がある (欲望, 恋愛, 後悔など)
12. 人間は未来に期待する
13. 人間は超越的な次元がある

ポール・トゥルニエ（Paul Tournier：1898年～1986年，スイスの医師．『Médecine de la Personne（全人医療）』をはじめ多くの著書を執筆．医療における心理・スピリチュアルな側面の重要性を強調し，全人医療に大きく貢献した）は，次のように述べている（トゥルニエ 1983）．「真に人間になるためには苦悩が必要である」「試練に遭い，苦悩の中にあってこそ創造性が目覚める」「物事や出来事自体が問題なのではなく，それらに対する我々の反応の仕方が問題なのだ」「大切なのは苦悩に対する反応である．それは人生の変遷（changes and chances）に対する人間としての真の試金石（real test）である」「苦悩への唯一の解答は，無私に愛し，執着せず，積極的に受容する中にある」．

アウロ・デル・ジリオ（Auro Del Giglio：ブラジルの医師．ABC財団医学部血液・腫瘍学の教授）は，「苦悩に基づく医療（suffering-based medicine）」を提唱している（Del Giglio 2020）．「苦悩に基づく医療は，患者が経験する苦悩に焦点をあてるものである．このアプローチでは，苦悩の構成要素に注意を払いつつ，人間中心主義的なアプローチを取り入れる．患者が病気体験から意味を見出し，対処能力を高めることを支援することが目的である．注意深い傾聴，カウンセリング，ビブリオセラピー（読書による療法），哲学療法（内省を用いた療法），音楽療法，芸術療法などをとおして，患者の潜在的な治癒力を引き出し，向上させることを目指す」と述べている．このように，医療において患者の苦悩への理解と対応に対する関心が高まっている．

苦悩の概念

Concept of Suffering

　英語の「suffer」はラテン語の「sufferre」から派生しており，「耐える」「我慢する」「抱える」「支配される」「経験する」といった複数の意味をもつ．この単語は，何らかの否定的な経験や喪失に耐えることを指す．すなわち，苦悩（suffering）は，身体的または心理的な否定的な状態を示し，その程度や持続期間が望ましくない経験であることを意味する．身体的な苦悩は，苦痛（英語で「pain」は「痛み」だけではなく，「苦痛」「心痛」「苦労」といった幅広い意味をもつ）を伴い，心理的な苦悩は，悲しみ，怒り，恐れ，抑うつなどを引き起こすことが一般的である．「suffering」の類義語には，「total pain（全人的苦痛）」「spiritual pain（スピリチュアルな苦痛）」「existential distress（実存的な苦悩）」「demoralization（デモラリゼーション：士気喪失）」などがある．

　苦痛と苦悩が必ずしも一対一で対応しないことを理解することは重要である（図2-1）．苦痛がある場合，それに伴って苦悩が生じることもあるが，必ずしもそうではない．例えば，陣痛を経験する女性が，苦痛を感じつつも通常は苦悩しないのは，「苦痛が一時的である」と認識しており，「苦痛に意味がある（出産のための生理的な苦痛）」と理解し，「苦痛の後には希望（子どもの誕生）がある」と考えているからである．対照的に，終末期のがん患者が経験する苦痛は，持続的で，意味を見出したり，希望をもったりすることが困難であるため，苦悩が深まる傾向がある．

　また，苦痛がない状況であっても，苦悩が生じることがある．この場合の原因は，①アイデンティティ・クライシス（identity crisis：人生の転換期や重大な出来事の後に自分の役割，価値観，信念に疑問を抱くこと），②貧困，孤独，疎外，差別といった社会的な要因，③生きる意味の喪失などの実存的な要因，と多岐にわたる．さらに，同じ苦痛を経験しても，人によっては全く異なる苦悩が生じることがある．

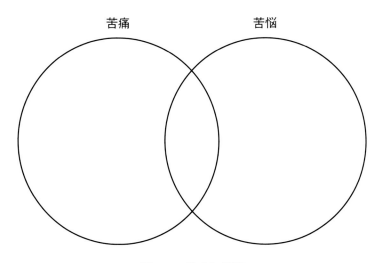

図 2-1　苦痛と苦悩

　苦痛が生じた際に，苦悩はしばしば伴う．苦痛を体験する過程で，自分自身に語りかけるセルフトーク（self-talk）が原因で苦悩が生まれることがある．この物語が苦悩の根源となり，場合によっては苦悩を悪化させることもある．苦痛に結びつけられた物語は，現実を必ずしも正確に反映しているわけではなく，自分自身に語りかける内容が真実や有益であるとは限らない．この物語を再解釈することで，苦悩が和らぐ可能性がある．

　苦悩は，出来事自体だけでなく，その出来事に対する「反応（reacting）」と「対応（responding）」によって異なる．ここでいう反応は，出来事や人間関係において無意識的かつ反射的にとる行動や態度を指す．一方，対応は，同じような状況であっても，意識的で慎重に選択された行動や態度を意味する（リーベン＆ハッチンソン 2022）．身体的，精神的，社会的な苦痛は避けられない人間の体験の一部であるが，これらの出来事への反応や対応は個人によって大きく異なる．

苦悩を理解する別の方法は，苦悩が苦痛への抵抗から生じるということを認識することである．これは，「苦悩＝苦痛×抵抗」という式で表されている．苦痛に対する反応や対応が苦悩の程度を決定する（Shapiro et al 2018，ネフ 2021，ネフ＆ガーマー 2019）．抵抗すればするほど苦悩は増大し，逆に抵抗をやめ，受け容れることで苦悩は減少する．この抵抗には，否認も含まれている．思考や感情の抑圧や回避は，苦悩を増大させることになる．確かに否認は，一時的には苦痛から逃れる効果的な手段になることがあるが，長期的には問題や対立の解決をしばしば妨げる．重要なのは，否定的な思考や感情を排除することではなく，それらをありのままに認める能力を養うことである．つまり，苦痛に抵抗するのではなく，自分の思考や感情を認めることによって，それらを次第に受け容れることが可能になる．

　がん患者の苦悩に関する概念分析を行うシステマティックレビューが実施されている．この分析によれば，苦悩は「疎外感，無力感，絶望感，無意味感を経験することで特徴づけられる，包括的で動的かつ個人的な現象であり，これらの感情を表現することは難しく，一般に望まれない否定的な特性をもつ多次元的なものである」と報告されている．苦悩の属性を表 2-2 に示す（Best et al 2015a）．

表2-2 苦悩の属性

1. 包括的
   人生のすべての領域に及び，全人的に広がる
2. 個人的
   主観的な体験，自分史的・文化的・社会的な背景に基づく個人特有のもの
3. 疎外感
   孤独感，自分や他人との断絶感，楽しみや活力の源との乖離
4. 無力感
   無力感を感じること，主観的な無能力感
5. 絶望感
   改善や回復への希望の喪失，終わりのない戦いの感覚
6. 無意味感
   意味や目的の喪失，無意味さを感じること
7. 表現の困難
   深い感情を言葉にする困難さ，苦悩の表現不能または表現を願わないこと
8. 多次元的
   一つの次元への影響が他の次元にも及ぶ，身体的・精神的・社会的・スピリチュアルな要素を含む
9. 否定的
   望ましくない感情の質，否定的な意味合い，脅威の知覚，回避的な経験
10. 動的
    揺れ動くこと，苦悩の強度が変動する

〔Best M, Aldridge L, Butow P, Olver I, Webster F. Conceptual analysis of suffering in cancer: a systematic review. Psychooncology 2015;24(9):977-986. より筆者作成〕

苦悩の評価

Assessment of Suffering

　これまでに苦悩に関する評価尺度が複数開発されており，これらは単項目尺度と多項目尺度に大別できる．苦悩の評価尺度に関するシステマティックレビューでは，58種類の評価尺度が同定されている（Best et al 2015b）．これらの評価尺度の構成要素は，苦悩，絶望感／デモラリゼーション，希望，意味，スピリチュアル／実存的な次元を含む健康およびQOL，緩和ケア環境での苦悩，そしてスピリチュアルな性質の苦悩や葛藤などである．特にPictorial Representation of Illness and Self Measure（PRISM）は，有効な評価尺度として注目されている（Best et al 2015b, Gutiérrez-Sánchez et al 2020）．

　PRISMは，病気が個人の生活に与える影響を簡便かつ迅速に測定するグラフィック評価尺度である（Büchi et al 1998, Büchi & Sensky 1999, Sensky 2010）．質的分析では，この尺度が個人の苦悩の側面を捉えるのに適していることが示されている．この尺度の主な特長は，①患者による容易な実施，②単純さ，③使いやすさ，④連続評価を可能にする定量的スコアの提供，⑤信頼性と妥当性のエビデンスがあること，である．

　PRISMにおける標準的な指示は，以下のとおりである．「私たちは，病気があなたの現在の生活にどのような影響を及ぼしているかを深く理解したいと考えています．このホワイトボードをあなたの人生と見立ててください．右下にある黄色の円盤は『自分』を，赤色の円盤は『病気』を象徴しています．『病気』を象徴する赤色の円盤を，あなたの人生の中でどこに置くかを考えてください（多くの人は直感的に赤色の円盤を置く場所を見つけられますが，もし指示が不明瞭であれば，以下の説明に従ってください）．例えば青色の円盤は『仕事や任務』を象徴します．仕事が人生で重要な役割を担うと考えている人は，『仕事や任務』を象徴する青色の円盤を『自分』を象徴する黄色の円盤の近くに置くでしょう．一方，仕事を単なる

収入源と見なす人は，それを自分から遠く離れた場所に置くかもしれません．同様に，あなたの人生の中で『病気』の赤色の円盤はどこにありますか」．患者が赤色の円盤を置いた後，『自分』と『病気』の円の距離を測定し，その距離で病気の影響や苦悩の程度を評価する．なお，『自分』を象徴する黄色の円盤をホワイトボードの中心に置くというバリエーションもある．

苦悩へのアプローチ　　*Approaches to Suffering*

　苦悩へのアプローチは多く提案されているが，筆者はその根源的なアプローチが3つあると考えている．それらは「ネガティブ・ケイパビリティ」「対峙」「介入」である．

1. ネガティブ・ケイパビリティ　　Negative Capability

　ネガティブ・ケイパビリティは，19世紀英国の詩人，ジョン・キーツ（John Keats：1795年～1821年，ロマン派の詩人．結核のため25歳で亡くなる）が提唱した概念である（帚木2017，杉原＆田口2019）．これは，「陰性能力」「消極的能力」「受動的能力」などと訳されることがあるが，定訳はない．ネガティブ・ケイパビリティとは，「答えのない事態に耐える能力」や「不確実性，不思議さ，懐疑の中で留まり続ける能力」と定義される．これは「宙吊りの状態をもちこたえる能力」「結論を棚上げにする能力」とも表現される．対照的に「ポジティブ・ケイパビリティ（positive capability）」は，問題を明確にし，解決に導く能力を意味する．ネガティブ・ケイパビリティは，苦悩を抱える人だけではなく，その人を支援する者にとっても必要な能力であると言える．

　ウィルフレッド・ビオン（Wilfred Bion：1897年～1979年，英国の精神科医，精神分析家）は，安易に診断しないためには，ネガティブ・ケイパビリティが重要だと考えてい

る．「知らないという心の状態こそが，新たな創造へとつながる」と述べている．ビオンは，既に身につけた知識や理論を頼りにするのではなく，「こうあってほしい」「こうしたい」という自分の欲望にとらわれず，無意識の中に存在する既成の概念や思考に当てはめることなく，新たな理解に向かう姿勢を強調している．

アーサー・クラインマン（Arthur Kleinman：1941年～，米国の精神科医，医療人類学者）は，次のように述べている．「最良の臨床家は，人として患者とそこに『存在する』ことができる人である．患者と共にいて，特別な存在であることを患者に感じてもらうことができる人をいう．最良の臨床家は患者に良くなってもらいたいと願いながら，そこに共に存在することができる人である．このことはケアすることにおいて，途方もなく重要なことと言える」．この言葉には，苦悩する人に関わる医療者の「存在の質」が，いかに重要かが示されている．

ネガティブ・ケイパビリティを実践するためには，まず自分自身に「これこそがネガティブ・ケイパビリティだ」と言い聞かせることが出発点である．困難な状況に遭遇したり，苦悩する人に出会ったりした場合は，逃げ出さずにその場に留まることが重要である．さらに，「何とかなる」という信念をもち続け，明確な答えが得られない状況でも向き合い続けることが重要である．重要なのは，複眼的かつ中長期的な視点をもつことである．つまり，自分の力ではどうにもならないと思われる状況に遭遇しても，忍耐強く待ちながら人との絆を深めることが鍵となる（日下 2022）．

2．対　峙　Confrontation

患者に対峙することは，医療において本質的なことである．対峙とは，患者の体験に深い関心を示し，真摯に寄り添い，しっかりと向き合うことである．対峙は，傾聴，受容，共感などの関係づくりという土台の上に成り立つ．この点が不十分であると，よく事情がわかっていないのに「決めつけられた」「意見を押し付けられ

た」という形になりやすく，対峙が対立となってしまうことに注意しなければならない．したがって，注意深く聴きつつ，慎み深く問うことが重要である．この対峙には，マインドフルネス（第4章）や臨床的調和（第5章）が重要な役割を果たす．対峙には，誠実さ，思いやり，愛情，忍耐，謙虚さを体現する態度が必要である．

　私たちは，苦悩を抱える人に対して，無意識のうちに逃げ腰や及び腰になる傾向がある．しかし，腰を据え，文字どおり患者に向き合う態度から，真の対話が始まる．この態度によって，患者の外的および内的な環境を調え，患者自身が苦悩を表現し，気づき，意味を見出し，受け容れ，そして新たな一歩を踏み出す可能性が開かれる．

　苦悩は本質的に個人のものであり，その体験が表現されることが出発点である．苦悩の中でも，患者がそれを乗り越え，成長し，癒されるような支援が求められる．これには，広い視野や高い次元からの理解が重要である．医療者と患者との深い絆は，お互いに真摯に対峙することで築かれる．このように対峙することで，患者も医療者も互いに成長と変容の道を歩むことになる．

3. 介　入　Intervention

　ミルトン・メイヤロフ（Milton Mayeroff：1925年～1979年，米国の哲学者）は，著書『ケアの本質：生きることの意味』の中で，「一人の人格をケアすることは，最も深い意味で，その人が成長すること，自己実現することを助けることである」と述べている（メイヤロフ 1987）．このケアリングを基に，苦悩を抱える人に対して，以下の介入があると筆者は考えている．

　第一の方法は，意識レベルに対するアプローチである．この方法は，患者の理性や意志に直接影響を与えるものである．支援者の主な役割は，学習プログラムを提供し，教育することである．これには，病気の診断，経過，予後，治療法に関する

情報提供，生活様式の変更，今後の生き方についての検討などが含まれる．また，自己洞察や気づきを促すロールプレイも効果的な技法とされる．具体的な介入としては，講義，読書，ジャーナリング（journaling：思いついたことをそのまま記録する活動），グループワーク，カウンセリングなどがある．

　第二の方法は，無意識レベルに対するアプローチである．この方法は，患者の理性よりも感情に影響を与え，心の安定を図るものである．この対象となるものは，回想，イメージ，夢などである．具体的な介入としては，ライフレビュー，内観療法（吉本伊信が「身調べ」という精神修養法をもとに考案した，自己の内面を観察する方法），イメージ療法，夢分析，芸術療法（音楽，絵画，工作，ダンス，演劇）などがある．

　第三の方法は，身心両面に対するアプローチである．この方法は，身体と心の健康を結びつけ，身心の調和を促すものである．具体的な介入としては，系統的脱感作療法，筋弛緩法，バイオフィードバック法，マインドフルネス・ストレス低減法（p.70），ヨーガなどがある．

　第四の方法は，自然との調和を促すアプローチである．この方法は，自然に接することで情緒的な安定を図るものである．人間は，自然の風景に触れることで心の安らぎをみつける傾向がある．具体的な介入としては，患者が訪れたいと思っている土地（思い出深い土地）や未だ訪れたことのない場所へ連れて行くことである．そのためには，患者の希望を理解し，それに積極的に応えることが鍵となる．

　第五の方法は，人間の実存的なレベルに対するアプローチである．この方法は，信念や信仰，病気に対する理解，病気の受容，価値観や死生観を問い直すものである．個人の深い内面と向き合い，生きる意味や価値を見つめ直す機会を提供し，人間の存在そのものに関わる重要な側面が取り扱われる．具体的な介入としては，祈り，儀式，実存的・宗教的な対話，宗教指導者による支援などである．

がん患者の苦悩に対する介入に関するシステマティックレビューが行われている（Best et al 2015c）．この分析では，介入を7つのカテゴリーに分類している（表2-3）．特に意味中心療法，希望中心療法，ストレス軽減法が，がん患者の苦悩を軽減するのに有効であることが明らかにされている．

表2-3 がん患者の苦悩に対する介入

1. 意味中心療法（meaning-centered therapy）
    ライフレビュー（life review）
    ディグニティセラピー（dignity therapy）
    個人心理療法／集団心理療法における意味に焦点をあてたアプローチ

2. 希望中心療法（hope-centered intervention）
    希望を促進するように個人や集団へ向けたプログラム

3. ストレス軽減法（stress reduction）
    マインドフルネス・ストレス低減法
    ヨーガ
    認知行動ストレスマネジメント（リラクセーション療法を含む）
    超越瞑想（transcendental meditation）

4. 心理教育的介入（psycho-educational intervention）

5. スピリチュアルな介入（spiritual intervention）

6. 支持的表現療法（supportive-expressive therapy）

7. その他

〔Best M, Aldridge L, Butow P, Olver I, Price MA, Webster F. Treatment of holistic suffering in cancer: A systematic literature review. Palliat Med 2015;29(10):885-898. より筆者作成〕

苦悩に対する患者の取り組み
Patient Initiatives for Suffering

　苦悩する患者自身が取り組むことができることには，以下の6つのものがある（VanderWeele 2019）．医療者にとって重要なのは，患者がこれらのことに効果的に取り組めるよう支援することである．

1. 認知的対応　Cognitive Response

　認知的対応は，問題に対する受け止め方（認知）に関連するものである．これには，「物事の良い面に焦点をあてる」「人生において大切なものを再発見する」「代わりとなる他のものを求める」などの具体的な行動が含まれる．このプロセスには，時間と深い思慮が必要であり，時間の経過とともに変化する．また，人との対話をとおして気づきが促される．認知的対応は，個人の価値観，欲求，目標，信念，能力，資源，そして社会的サポートによって形成される．

2. コーピングによる対応　Coping Response

　コーピングには，「問題焦点型コーピング（problem-focused coping）」と「情動焦点型コーピング（emotion-focused coping）」の2つの主要なものがある．問題焦点型コーピングは，問題の根本的な解決を目指すアプローチであり，具体的には，「問題を調べる」「情報や助言を求める」「相談する」「行動計画を立てて，それを実行する」「問題解決の手段を講じる」などである．一方，情動焦点型コーピングは，ストレス反応として表れる感情の軽減を目指すアプローチであり，精神的な余裕をもち，心の安定を図る．具体的には，「深刻に考え過ぎないようにする」「気晴らしをする」「怒りや悲しみを表現する」「自分の気持ちを発散する」などである．

3. 状況を変える行動　Action to Change Circumstances

　状況を変える行動は，苦悩を軽減し，喪失した価値を回復するのに有効である．行動によって，悲しみや恐れが軽減され，怒りが許しに変わることもある．適切な行動は，苦悩の原因や喪失体験の内容によって変わるであろう．

4. コミュニティへの再関与　Re-engagement with Community

　コミュニティへの再関与は，自分が所属するコミュニティとの関わりをとおして，連帯感や共感を深めることである．家族，友人，知人，地域社会，特定のグループとの交流は，苦悩への共感や喪失感への理解を深め，心の支えとなることがある．しかし，このような関わりが，時には孤独感や疎外感を悪化させる危険性もある．

5. 人格的成長　Character Growth

　人格的成長は，苦悩を経験する過程で起こる内面的な変化を指し，これは心的外傷後成長（posttraumatic growth）とも呼ばれる（p.120）．この成長は，危機的な出来事や困難な状況を乗り越えた後にみられるポジティブな心理的な変容であり，人生への感謝，人間関係の深化，価値観の見直し，新たな可能性の発見，精神的な強化，人間的な成熟などを含む．苦悩自体がこのような成長を促すことがある．

6. スピリチュアルや宗教的な関与　Spiritual or Religious Engagement

　スピリチュアルや宗教的な関与は，世俗的な執着を手放し，現実をありのままに受け容れ，超越的または宗教的な価値に生きることを意味する．これによって，苦悩の中にも意味を見出し，より高い目標へと向かうことが可能になる．意味と超越は，苦悩を軽減するための方法となる．傷ついた状態にも意味を見出すことで，苦

悩は軽減され，時には解決に向かうこともある．超越的な体験をとおして，人は自分が遥かに広大な風景の一部であると実感することになる．

Whole Person Care 教育の取り組み
Whole Person Care Education Trials

　医療現場では，患者の苦悩に対応することが重要な課題の一つであるにもかかわらず，これまで医学教育の正式なカリキュラムでは十分に取り上げられてこなかった．Whole Person Care 教育では，この課題に積極的に取り組んでいる．「マインドフルネスにある医療実践コース」の講義 6「苦悩への対応」では，人間の苦悩に対する理解と適切な対応が探求されている．多くの学生がコース終了時のレポートで，「この講義は特に忘れられず，非常に有益だった」と述べている（リーベン＆ハッチンソン 2022）．

　この講義では，学生に「苦痛とは何か」「苦悩とは何か」「身体的な痛みが苦悩を伴わない場合とはどのような状況か」という問いを投げかけ，深く考える機会を提供している．さらに，医療現場という枠を越えた，より広範な苦悩の概念についても探求している．具体的には，「身体的な苦痛以外に，『自分とは何者か』『どの集団に属しているか』『人生で何が重要か』といった，自分自身の物語から生じる苦悩はどのようなものか」という問いかけをとおして，学生たちに内省を促している．学生の応答から，苦悩を「社会的なもの（疎外感）」「経済的なもの（貧困）」「実存的なもの（意味の喪失）」「宗教的なもの（信仰の喪失）」という様々な領域に分類することができる．また，学生は「出来事」とそれに対する「反応」と「対応」の違いが，苦悩の体験にどのように影響するかについて議論を深める．

　苦悩を理解するもう一つの視点は，「苦悩＝苦痛×抵抗」という式を学生に説明している．苦悩は，単に苦痛そのものではなく，苦痛に対する抵抗によって生じる．つまり，苦悩は，苦痛とその抵抗を掛け合わせた結果とみることができる．苦

痛を否定し，それに抵抗することは，実際に苦悩を深めることにつながる．一方，望まない思考や感情を認め，それらを意識に留めることができれば，時間が経つにつれて受け容れるようになる可能性がある．

　学生には苦悩に対する「役立つ対応」と「役立たない対応」について考えてもらっている．まず4〜5人の小グループに分かれ，一人が書記役を務める．「これまでの人生でうまくいかず，苦悩した経験を振り返ってみてください．その際の人との関わりを思い出してください」と指示し，自分の経験を分かち合う．続いて，学生にはその体験における「役立つ対応」と「役立たない対応」をリストアップしてもらい，各グループの書記がそれをホワイトボードに記入する．その後，「これらのリストと『サティア先生のコミュニケーションの態度』(p.94)との関係はどうですか」と問いかけ，学生に考察させる．多くの学生は「役立つ対応」は「調和のとれた態度」と一致し，「役立たない対応」は「調和のとれていない態度」(「非難の態度」「懇願の態度」「超理性的な態度」「不適切な態度」)と一致することに気づく．さらに，「苦悩している人に対してより役立つ対応を実践するためには，自分たちはどうすればよいでしょうか」と問いかけ，具体的な改善策についても検討してもらう．役立たない「調和のとれていない態度」から，役立つ「調和のとれた態度」へ移行する一つの方法は，何の構成要素が欠けているかに気づくことが挙げられる．この過程をとおして，学生には苦悩に対する理解と今後の対応に役立てる方法を探求してもらうようにしている．

おわりに

Conclusion

　患者の苦悩に対する対応は，医療現場において重要な課題である．苦悩は，単なる身体的な苦痛を超えた，個人のアイデンティティや存在そのものに影響を及ぼす深い苦しみである．にもかかわらず，患者と医療者の間で苦悩について話し合われる機会は，少ないのが現状である．

　「診断して治療する」以外に手段をもたない医師は，患者の苦悩を見落としている可能性がある．患者を一人の全人としてではなく，医学的な問題の集合体として扱ってしまう．しかし，医療者としての無力感を感じる時に，新たな視点がみえてくることがある．それは，患者との人間関係を築き，情報を共有し，苦悩に対峙することである．苦悩を深く理解すること自体が，患者にとって大きな支えとなることがある．

　患者の苦悩に相応しく対応することは，医療の本質の一部である．神谷美恵子（1914年〜1979年，精神科医，作家）は，「人間の魂にとって，喪失を豊かさに変える決定的なものは愛にほかならない．そこには符号の変換がある．愛がなければ喪失は負の係数がつけられ，愛があれば正の係数がつけられる」と述べている（神谷2004）．医療者が思いやりや優しさをもって患者に向き合うことが，癒しにつながる可能性がある．

文献

1) 雨宮　徹. フランクルにおける「自己超越」の概念について. 人間文化学研究集録 1999;8:29-40.
2) Best M, Aldridge L, Butow P, Olver I, Webster F. Conceptual analysis of suffering in cancer: a systematic review. Psychooncology 2015a;24(9):977-986.
3) Best M, Aldridge L, Butow P, Olver I, Price M, Webster F. Assessment of spiritual suffering in the cancer context: A systematic literature review. Palliat Support Care 2015b;13(5):1335-1361.
4) Best M, Aldridge L, Butow P, Olver I, Price MA, Webster F. Treatment of holistic suffering in cancer: A systematic literature review. Palliat Med 2015c;29(10):885-898.
5) Büchi S, Sensky T. PRISM: Pictorial Representation of Illness and Self Measure. A brief nonverbal measure of illness impact and therapeutic aid in psychosomatic medicine. Psychosomatics 1999;40(4):314-320.
6) Büchi S, Sensky T, Sharpe L, Timberlake N. Graphic representation of illness: a novel method of measuring patients' perceptions of the impact of illness. Psychother Psychosom 1998;67(4-5):222-225.
7) Cassell EJ. The nature of suffering and the goals of medicine. N Engl J Med 1982;306(11):639-645.
8) Cassell EJ. The Nature of Suffering and the Goals of Medicine. 2nd edition. New York: Oxford University Press, 2004.
9) Del Giglio A. Suffering-based medicine: practicing scientific medicine with a humanistic approach. Med Health Care Philos 2020;23(2):215-219.
10) Frankl VE. Man's Search for Meaning: An Introduction to Logotherapy. Beacon Press, 1992.
11) Gutiérrez-Sánchez D, Gómez-García R, Cuesta-Vargas AI, Pérez-Cruzado D. The suffering measurement instruments in palliative care: A systematic review of psychometric properties. Int J Nurs Stud 2020;110:103704.
12) 帚木蓬生. ネガティブ・ケイパビリティ:答えの出ない事態に耐える力. 朝日新聞出版, 2017.
13) 神谷美恵子. 生きがいについて. みすず書房, 2004.
14) エリック・J・キャッセル. 人間の本質と臨床医学. トム・A・ハッチンソン, 編. 新たな全人的ケア:医療と教育のパラダイムシフト. 青海社, 2016. p.281-292.
15) 日下紀子. コロナ禍を生き抜く力:ネガティブ・ケイパビリティに関する一考

察.ノートルダム清心女子大学紀要 2022；46（1）：22-35.

16) ミルトン・メイヤロフ．ケアの本質：生きることの意味．ゆみる出版，1987．

17) 諸富祥彦．どんな時も，人生に"YES"と言う：フランクル心理学の絶対的人生肯定法．大和出版，1999．

18) クリスティン・ネフ．セルフ・コンパッション［新訳版］：有効性が実証された自分に優しくする力．金剛出版，2021．

19) クリスティン・ネフ，クリストファー・ガーマー．マインドフル・セルフ・コンパッション ワークブック：自分を受け入れ，しなやかに生きるためのガイド．星和書店，2019．

20) Prabhakar A, Smith TJ. Total Pain #417. J Palliat Med 2021；24(7)：1100-1101.

21) スティーブン・リーベン，トム・A・ハッチンソン．Whole Person Care 教育編：マインドフルネスにある深い気づきと臨床的調和．三輪書店，2022．

22) Saunders C. Spiritual pain. J Palliat Care 1988；4(3)：29-32.

23) Sensky T. Suffering. Int J Integr Care 2010；10 Suppl(Suppl)：e024.

24) Shapiro S, Siegel R, Neff KD. Paradoxes of Mindfulness. Mindfulness 2018；9：1693-1701.

25) 杉原弘恭，田口玄一郎．ケイパビリティ・アプローチ再考．生活大学研究 2019；4(1)：42-68.

26) ポール・トゥルニエ．苦悩．ヨルダン社，1983．

27) VanderWeele TJ. Suffering and response：Directions in empirical research. Soc Sci Med 2019；224：58-66.

第 3 章

死の不安に向き合う
Confronting Death Anxiety

◆ 第3章

死の不安に向き合う

Confronting Death Anxiety

はじめに

Introduction

　死の不安とは，死や死後の状態に対する不安感や恐怖を指す．これは人類共通の感情であり，私たちの多くが何らかの形で経験している．死について考える時，多くの人が死の不安を感じる．また，死の不安を明確に意識していなくても，心の奥底に潜んでいると言えるであろう．死の不安とその表現は，個人の経験，死生観，文化，社会，宗教などの背景によって異なる．死は不可避であり，その不安は根源的かつ実存的である．

　実存療法および集団精神療法の専門家であるアーヴィン・ヤーロム（Irvin David Yalom：1931年～．米国の精神科医，作家）は，「成長し，開花し，やがて衰えて，必ず死を迎える運命が，私たちの存在に常に影を落としている」と述べている．また，実存療法における人生の究極的な関心事として「死」「自由」「孤独」「意味」の4つを挙げ，人々がこれらの問題に対して機能的あるいは機能不全的な方法のどちらかで対応することを論じている（Yalom 1980, ヤーロム 2007, ヤーロム 2018）．Whole Person Care の教育では，死の不安を重要なテーマの一つとして扱っている．本章では，死の不安に焦点をあてながら，存在脅威管理理論，防衛機制，医療現場における死の不安の影響，メメント・モリについて探究する．

存在脅威管理理論

Terror Management Theory

　存在脅威管理理論は，シェルドン・ソロモン（Sheldon Solomon），ジェフ・グリーンバーグ（Jeff Greenberg），トム・ピジンスキー（Tom Pyszczynski）の3人の社会心理学者によって提唱された（Solomon et al 1991, Pyszczynski et al 2002）．彼らの共著書『The Worm at the Core：On the Role of Death in Life（心の芯にいる虫：生における死の役割）』（2015年）では，この理論を体系的に説明している（ソロモンら 2017）．この理論は，人々が自らの死を意識した際に死の不安にどのように対処するかを探究したものである．死は不可避かつ予測不可能であり，そのために自己保存の本能との間で心理的な葛藤が生じるとされている．人々は死の不安に直面した際，防衛機制が働いたり，不死を象徴するものを追求したりする傾向がみられる．このような不安緩和システムをとおして，人々は死の不安に対処しようとする（表3-1）．

表3-1　存在脅威管理理論の概要

概念	説明
死の不安への直面	人が死の不安に直面した時，防衛機制が働いて，不死を象徴するものを追求する
死の顕現化	死すべき運命を意識させるもの
不安緩和システム	死の不安に対処するために活用されるシステム ①自尊心の強化，②文化的世界観への信頼，③親密な人間関係の強化，の3つがある
死の不安と社会的影響	死の不安は，差別，偏見，固定観念，集団間の葛藤など社会的問題に関連している

　存在脅威管理理論は，アーネスト・ベッカー（Ernest Becker：1924年～1974年，米国の文化人類学者，作家）の著書『The Denial of Death（死の否定）』に触発されて誕生した．この著作は1974年にピューリッツァー賞（米国における新聞，雑誌，オンライン上

の報道,文学,作曲の功績に対して授与される賞）を受賞している．ベッカーは,「人類は『死の不安』に対応するために『文化』を創出した」という仮説を展開している．私たちは,死を否定する文化の中で生活している．初期の文化では宗教が中心となり,死に関する問いへの答えを見出していた．宗教は死を終わりとせず,天国,復活,輪廻転生などの概念をとおして,死後の希望を示している．ベッカーはさらに,「人類は生存と生殖を目的とする,自己保存の本能をもつ一方で,過去を振り返り,未来を計画し,想像したことを形にする表象的思考の能力も有している」と指摘し,「多くの人々の行動は,避けられない死の現実を無視したり,回避したりするためにとられる」と論じている．

「死の顕現化（mortality salience）」とは,死に関する質問に答える（自分の死を考える）,墓や葬儀場のそばを通る,事故や災害の映像を見る,生命保険の書類に記入するなど,死すべき運命を意識させる現象を指す．この「人は死ぬ」という自覚は,私たちの思考,感情,そして行動に深く影響を及ぼす．死の顕現化に直面することは,不安緩和システムへの傾倒を促す．この現象は,自分の文化への帰属感を強める一方で,異文化を脅威として感じる傾向を強める可能性がある．また,無意識の防衛機制は,差別的な行動の背後にある要因として理解されることがある．さらに,死の顕現化は,健康に関する意思決定や行動にも影響を与えることがある．

死に関する研究で最も頻繁に用いられる尺度は,米国の心理学者ドナルド・テンプラー（Donald Templer）が開発した「死の不安尺度（Death Anxiety Scale）」である（Templer 1970）．その日本語版は,次のとおりである（河合ら 1996）．
　①死ぬのがとてもこわい
　②死について私はほとんど考えない
　③人々が死について話すのを聞いても私は気にならない
　④手術が必要になるのではないかと考えると恐ろしい
　⑤私は死ぬことをまったく恐れていない
　⑥癌になることをとくに恐れてはいない

⑦死について考えても，私はけっして思い悩まない
⑧時間が飛ぶように過ぎてゆくことでときどき悩む
⑨私は苦しんで死ぬのがこわい
⑩死後の世界で自分がどうなるのかと，私はとても悩んでいる
⑪私は心臓病の発作が起こることを非常に心配している
⑫人生がどんなに短いかということをよく考える
⑬戦争に巻き込まれるかもしれないと人々が話しているのを聞くとぞっとする
⑭死体を見ると非常にこわい
⑮私にとって未来には恐れるものはなにもないと思う

　また，日本ホスピス・緩和ケア研究振興財団は，2023 年に「人生 100 年時代の逝き方」をテーマに 1,000 人を対象としたインターネット調査を実施している（日本ホスピス・緩和ケア研究振興財団 2023）．それによると，「あなたは長生き（100 歳以上）したいと思いますか」の問いに対して，「長生きしたいとは思わない」が 78.0％であり，その理由は「家族やまわりの人に迷惑をかけたくないから」が 59.0％，「身体がだんだんつらくなると思うから」が 48.2％，「経済的な不安があるから」が 36.7％となっている．「もし病気になった際に自分で死に方を決められるとしたら，あなたはどちらが理想だと思いますか」の問いに対して，「ある日，心臓病などで突然死ぬ」（ぽっくり死）が 70.6％，「（寝込んでもいいので）病気などで徐々に弱って死ぬ」（ゆっくり死）が 29.4％となっている．「あなたは，自分が死ぬことを怖いと思いますか」の問いに対して，「とても怖い」が 30.9％，「ある程度怖い」が 45.8％となっている．このように，死の不安尺度の使用や死を想起させる意識調査は，死の顕現化をもたらし，防衛機制を活性化させ，回答にもその影響があると考えられる．この点を考慮に入れた解釈が重要である．

　存在脅威管理理論は，多くの行動が死に対する意識とそれに伴う実存的な不安を克服しようとする根本的な動機に基づいていることを示唆している．この理論によると，人々の行動の根底には自尊心（self-esteem）を守り，自分たちの文化的世界観

が他と比べて優れていると信じる動機が存在している．また，存在脅威管理理論は，死の不安が人々の行動に大きな影響を与え，差別，偏見，固定観念，集団間の葛藤などと関連している可能性があることを強調している．この観点から，人間の行動をより広い文脈で理解することが可能になる．

防衛機制
Defense Mechanism

防衛機制とは，人が危機や葛藤から自己を保護するために無意識のうちに用いる心理的戦略である．これらは，自己の安定を保ち，心理的バランスを維持するために自動的に作動する．具体的には，抑圧（repression），否認（denial），投影（projection），合理化（rationalization），昇華（sublimation），反動形成（reaction formation），退行（regression）などがある．防衛機制は自己を守る一時的な手段として機能するが，不適応的に頻繁に用いると，人間関係や心理的健康に悪影響を及ぼすことがある．

存在脅威管理理論によれば，死の不安に対処する防衛機制は，死の顕現化によって活性化される（Pyszczynski et al 1999）．この防衛機制は「近位的防衛（proximal defense）」と「遠位的防衛（distal defense）」の2種類が存在する（表3-2）．死の顕現化の直後には近位的防衛が生じ，その後に遠位的防衛が続く．

表3-2　存在脅威管理理論の防衛機制

1. 近位的防衛
    抑圧
    否認
    気晴らし
2. 遠位的防衛
    自尊心の強化
    文化的世界観への信頼

近位的防衛は，死に関する考えを抑圧したり，否認したり，注意を他のことに向けることで，意識を直接的な脅威から逸らす手段である．これは死の問題に直面した時に特に活性化され，脅威を合理的に対処する．時にこの防衛機制は，食事や運動などの健康増進行動へとつながることもある．

　遠位的防衛は，自尊心を強化し，自分の文化的世界観への信頼を深めることで機能する．自尊心とは，自己に対する肯定的な見方と，自己の価値を認識する心理状態を意味する．これは死への象徴的な盾となりえる．自尊心は心理的健康，幸福感，行動，人間関係に影響を及ぼす．人は人生に意味があり，自分自身に価値があると信じることによって，実存的な死の不安に対処しようとする．このように，自尊心は不安を緩和する一つの手段として機能する可能性がある（Pyszczynski et al 2004）．

　文化は，言語，民族，衣食住，風習，芸術，信仰，社会，伝統などによって形成される総体であり，世代を超えて受け継がれるものである．文化的世界観とは，特定の集団が共有する価値観の体系を指す．死の顕現化によって，人々は自分の集団アイデンティティへの意識を深め，不安を軽減し，自分の文化的世界観への信頼を強化する．文化的世界観は，死後の世界への信仰（文字どおりの不死）と，国や家系，民族などの継続（象徴的な不死）の両方を提供する．遠位的防衛では，自分と同じ文化的世界観を共有する人々との結びつきを強め，それ以外の人々とは距離を置くことがある．このようにして，文化的世界観は安らぎ，安心感，不死への希望を提供する．一方，自分の文化的世界観に深く根ざすことが，他の文化的世界観を脅威と感じる原因となることがある．これは無意識の防衛機制が差別的な行動を部分的に説明する一因である可能性がある．さらに，遠位的防衛の場合，健康増進行動をとるよりも自尊心の向上を優先する傾向がある（Goldenberg & Arndt 2008）．

　ハッチンソンは，死の不安に対する防衛機制について次のように述べている（ハッチンソン 2020）．「近位的防衛には，『気晴らし』『否認』『抑圧』があり，遠位的防衛

には『投影』がある．これら4つの防衛機制は，サティアの『コミュニケーションの態度』の4つと一致する．つまり，『気晴らし』は『不適切な態度』，『否認』は『超理性的な態度』，『抑圧』は『懇願の態度』，『投影』は『非難の態度』に相当する．そして，これらの態度は，『自分』『相手』『状況』の一つないしは複数の構成要素を消し去るのである．死の不安に対する調和のとれた態度とは，どのようなものであろうか．それはまさに『傷ついた癒し人』のような態度であると思う．私も，あなたも，傷つきやすい人間であり，かけがえのない価値のある人間である．そして，私たちは，死すべき運命にあることを絶えず意識することである」．

存在脅威管理理論の研究成果
Research Findings of Terror Management Theory

存在脅威管理理論に関する研究は，多数報告されている．そのなかでも特に注目すべき2つの研究結果を紹介する．最初の研究では，死の顕現化が心臓リスク評価に及ぼす心理社会的影響を検討している（Arndt et al 2009）．この研究には，米国の医学生47名が無作為に割り付けられたオンライン調査に参加した．参加者は調査開始前に，「死の不安」をテーマにした質問紙（死の顕現化群）あるいは「将来の不確実性」に関する質問紙（統制群）に回答した．その後，参加者は胸痛を訴えるキリスト教徒やイスラム教徒の患者の緊急外来情報を基に心臓リスクを評価した．死の顕現化群の医学生は，キリスト教徒の患者に対しては高いリスクを，イスラム教徒の患者に対しては相対的に低いリスクを推定した．なお，参加した医学生の中にイスラム教徒はいなかった．この研究結果は，死の顕現化が患者の心臓リスク評価に偏りをもたらす可能性があることを示唆している．

次に，米国の医学生（4年生）を対象としたもう一つの研究がある．この研究では，医学生が死の顕現化群と対照群に無作為に割り付けられ，特定のケーススタディを分析している．「あなたは，重度の肺疾患をもつ65歳の男性患者の家庭医として15年間診てきました．この肺疾患は徐々に悪化し，過去18カ月に3回の入退

院を経験しており，そのたびに人工呼吸器を必要としていました．家では常時，在宅酸素療法を必要とし，酸素がなければ外出は不可能でした．患者は事前指示書で，『現在の生活が改善しない場合は，積極的な治療は望まない』と明言していました．病状がさらに悪化した際，心配した家族が患者を救急室に連れてきました．あなたは救急室で患者とその家族に会い，家族の不安，患者の希望，そして救急治療の選択肢に直面します．患者は意識がはっきりしており，状況を理解し，自分の意思を再度伝えました」．研究では，医学生に「病状の悪化に対して，患者が人工呼吸器を含む治療を受け容れるようどの程度説得すべきか」を問うたところ，死の顕現化群（特に神経質な傾向のある学生）は，患者の事前の意思に反して積極的な治療を支持する傾向がみられた（ハッチンソン 2016）．

医療現場における死の不安の影響
Impact of Death Anxiety in the Healthcare Settings

医療現場において，死の不安は患者と家族だけでなく，医療者にも間違いなく大きな影響を与えている．病気の診断と治療に関するインフォームド・コンセントの過程で提供される情報には，以下が含まれる．

①病名・病態・予後

②検査・治療の内容・目的・方法・必要性・有効性

③治療に伴うリスクとその発生頻度

④代替治療の選択肢とその利点・リスク・発生頻度

⑤推奨される治療を拒否した場合に生じ得る好ましくない結果

これらの情報の中には，死の不安が潜んでいる．患者はこれらの情報を理解し，医師の提案する診療計画に同意し，治療を受けることを医師に許可するというプロセスを経る．この一連のプロセスにおいて，死の不安の悪影響を最小限に抑えることは，重要な課題である．

医療者は絶えず死の顕現化に直面している．しかし，この事実を深く認識している人は少ないようである．死が避けられない状況にもかかわらず，無意識の中にある死の不安によって，時には無益な治療を行うことがある．さらに，文化的世界観への信頼が強まることで，医療者同士の絆はより一層強固になるが，これが患者との間に距離を生じさせ，無意識のうちに患者を「他者」と見なし，「他人事」として扱う傾向につながる．結果として，「健康な医療者」と「病いを抱える患者」との間には，大きな隔たりが生じてしまう．

　もし医療者が「専門家」としての集団から「人間」としての集団へのパラダイムシフト（paradigm shift）を達成できれば，同じ集団の仲間として，人々の弱さや傷つきやすさに対して，より共感的に接することができるようになるであろう．共感する能力は，自分の弱さと向き合うことと密接に関連している．自分の弱さと真摯に向き合うことなく，他人の弱さに本当の意味で共感することは難しい．自分の弱さを認識することで，世界をより広い視野から見ることができるようになり，所属する集団への執着も減少するであろう．その結果，優しさと思いやりがあふれることになる．

Whole Person Care 教育の取り組み
Whole Person Care Education Trials

　Whole Person Care 教育では，死の不安は，「マインドフルネスにある医療実践コース」の第6講義「苦悩への対応」で取り上げられている（リーベン＆ハッチンソン 2022）．この講義では，学生が「命の長さを意識する演習」に取り組む．この演習では，死というテーマについて深く考えることが学生に求められている．その後，学生は存在脅威管理理論について学び，「『命の長さを意識する演習』が臨床現場とどのように関連しているか」と問うワークを行う．最後に，学生に対して二つの問いを投げかける．「苦悩に対して『役立つ対応』を増やすにはどうすればよいか」「医療現場で気づきを深めるにはどうすればよいか」．これらの問いに基づき，学生はディスカッションを行い，セッションを締めくくっている．

　死の不安を扱う際，単にこのテーマを独立した内容として扱うのではなく，一連のワークと演習を通じて，学生に対して無意識的な行動から意識的な対応へと変化する方法，そして，気づきを深める方法を探求するように促している．これは，「無意識的な行動をどのようにして意識的な対応に変えることができるか」「気づきをいかにしてさらに深めることができるか」といった問いをとおして，学生たちに思索を促している．

メメント・モリ

Memento Mori

　フランソワ・ド・ラ・ロシュフコー（François de La Rochefoucauld：1613年〜1680年）は，フランスの貴族かつモラリスト文学者としても知られる人物であり，「太陽と死は直視できない」と述べ，死に直面する難しさを表現している．一方，「メメント・モリ」というラテン語の言葉は，「汝の死を覚えよ」と訳される．この言葉は，中世の修道士たちによって挨拶として使用された．この言葉には，私たちが死すべき運命を常に心に留めておくべきであるという強いメッセージが込められている．現代社会では，享楽的な傾向にあり，「死を覚える」ことは一層困難な課題となっている．

　私たちは，健康な時には死をほとんど意識しない傾向にあり，しばしば死を心から遠ざけようとする．しかし，病気になると，特に治療が難しい場合や慢性疾患に直面した場合，死に対する意識は避けられなくなる．死を意識することは，不安が増大するだけでなく，人間として成長し，成熟する貴重な機会になり得る．これは，生の意味や価値を内省し，深く思索する機会にもなる．

　メメント・モリの概念は，健康である時も含め，日々死すべき運命を意識することの重要性を強調している．この意識は生を肯定的に捉え，一日一日を貴重なものとして大切にする姿勢を養い，時間を価値あるものとして扱うことを促す．さらに，生と死を受け容れ，真に大切なことに焦点を合わせることで，人生の優先順位を見直す契機ともなる．このように，死への意識は，より充実した生き方へと導く可能性を秘めている．

　死の不安を軽減する方法の一つに，自分がコントロールできることとコントロールできないことの違いを理解し，その認識に基づいて生きることが挙げられる．私たちが実際にコントロールできるのは，自分の行動や思考である．一方，他人の行

動や思考，さらに外的な出来事は，私たちの手の及ばない範囲にある．コントロール可能な範囲において自分の時間とエネルギーを集中することは，この理解を実践するうえでの重要な一歩である．さらに，様々な出来事や状況に対してどのような態度で臨むかが大きな課題となる．

メモリアル・スローン・ケタリングがんセンターのウィリアム・ブライトバート（William Breitbart：1951 年～，米国の心療内科，精神腫瘍学，緩和ケアを専門とする精神科医）は，次のように述べている．「ラテン語で『Amor Fati』は，『汝の運命を愛せよ』という意味である．これは『自分の死を受け容れ，死を自然かつ正常な現象として理解し，自分の生の意味，価値，そして愛を肯定する機会と見なすよう努めよ』というストア派の呼びかけである」(Breitbart 2019)．医療現場では，日々，死の顕現化によって医療者の防衛機制が強化されている．このような環境で，死すべき運命を受け容れることを学ぶことは，医療者にとって，自分の存在の意味や価値，役割や使命について深く考える機会となる．

おわりに
Conclusion

医療や教育の現場で，死について心を開いて語り合うことは，現状では難しいと感じられるであろう．死の不安が防御機制を活性化させ，結果として，現場が死の現実から距離を置く傾向にある．私たちは，無意識的な行動によってではなく，意識的な対応を選択することで，この状況に対する認識を変える必要がある．メメント・モリの教えが示すように，避けることのできない死すべき運命を常に心に留め，死について避けずに話し合う勇気と覚悟をもつことが必要である．今この瞬間にしっかりと存在することによって，深い気づきと思いやりを育むことができる可能性がある．

死に意識を向けることは，決して厭世的な姿勢を意味するのではなく，むしろ生

命の尊さを深く認識し，日々の生活や人生を豊かにする契機になる．生命のはかなさを受け容れ，その本質に目を向けることによって，あらゆる生きとし生けるものが，かけがえのない存在として私たちの前に現れる．こうして私たちは，現実とより真摯に向き合い，凛とした態度で取り組むようになるであろう．

文献

1) Arndt J, Vess M, Cox CR, Goldenberg JL, Lagle S. The psychosocial effect of thoughts of personal mortality on cardiac risk assessment. Med Decis Making 2009;29(2):175-181.

2) Breitbart W. Memento Mori, Amor Fati. Palliat Support Care 2019;17(3):251-252.

3) Goldenberg JL, Arndt J. The implications of death for health: a terror management health model for behavioral health promotion. Psychol Rev 2008;115(4):1032-1053.

4) トム・A・ハッチンソン, 編. 新たな全人的ケア：医療と教育のパラダイムシフト. 青海社, 2016.

5) トム・A・ハッチンソン. Whole Person Care 実践編：医療 AI 時代に心を調え, 心を開き, 心を込める. 三輪書店, 2020.

6) 河合千恵子, 下仲順子, 中里克治. 老年期における死に対する態度. 老年社会科学 1996;17(2):107-116.

7) 日本ホスピス・緩和ケア研究振興財団. ホスピス・緩和ケアに関する意識調査 2023 年：人生 100 年時代の逝き方.
https://www.hospat.org/research-top.html（2024 年 10 月 1 日閲覧）

8) Pyszczynski T, Greenberg J, Solomon S. A dual-process model of defense against conscious and unconscious death-related thoughts: an extension of terror management theory. Psychol Rev 1999;106(4):835-845.

9) Pyszczynski T, Solomon S, Greenberg J. In the Wake of 9/11: The Psychology of Terror. American Psychological Association, 2002.

10) Pyszczynski T, Greenberg J, Solomon S, Arndt J, Schimel J. Why do people need self-esteem? A theoretical and empirical review. Psychol Bull 2004;130(3):435-468.

11) スティーブン・リーベン, トム・A・ハッチンソン. Whole Person Care 教育編：マインドフルネスにある深い気づきと臨床的調和. 三輪書店, 2022.

12) Solomon S, Greenberg J, Pyszczynski T. A terror management theory of social

behavior: the psychological functions of self-esteem and cultural worldviews. Adv Exp Soc Psychol 1991;24:93-159.

13) シェルドン・ソロモン，ジェフ・グリーンバーグ，トム・ピジンスキー．なぜ保守化し，感情的な選択をしてしまうのか：人間の心の芯に巣くう虫．インターシフト，2017.
（Solomon S, Greenberg J, Pyszczynski T. The Worm at the Core: On the Role of Death in Life. Penguin, 2015.）

14) Templer DI. The construction and validation of a Death Anxiety Scale. J Gen Psychol 1970;82:165-177.

15) Yalom ID. Existential Psychotherapy. Basic Books, New York, 1980.

16) アーヴィン・D・ヤーロム．ヤーロムの心理療法講義：カウンセリングの心を学ぶ85講．白揚社，2007.

17) アーヴィン・D・ヤーロム．死の不安に向き合う：実存の哲学と心理臨床プラクティス．岩崎学術出版社，2018.

第4章

マインドフルネスで身心を調える

Harmonizing Body and Mind through Mindfulness

◆ 第4章

マインドフルネスで
身心を調える

Harmonizing Body and Mind through Mindfulness

はじめに

Introduction

　Whole Person Care 教育の中核の一つが，マインドフルネスである．マインドフルネスとは，価値判断することなく，「今この瞬間 (present moment)」に注意を向け，自分の身体感覚，その他の感覚，思考，感情，そして周囲の状況に丁寧に関わることを意味する．この教育を担当するマギル大学の教員は，「マインドフルネス・ストレス低減法」(後述) の研修コースを受講することが推奨されている．講義の各セッションでは，その一部を演習として取り入れている (**表 4-1**)．

　Whole Person Care 教育では，「マインドフルネスにある医療実践 (mindful medical practice)」に焦点をあて，癒し人としての役割を担えるように様々な演習を行っている．パトリシア・ドブキンは，「従来の医療に癒しを育むマインドフルネスの特性を加える必要がある」と述べている (Dobkin 2009)．このような取り組みは，高度に発展した生物学的医学を基軸とする医療に新たな方向性を示すことが期待されている (Hutchinson et al 2009, Hutchinson & Liben 2020)．本章では，マインドフルネスに焦点をあてながら，その概念，普及・啓発，源泉，基本的な態度，実践と技法，問題点と安全性について探究する．

表 4-1 「マインドフルネスにある医療実践コース」での気づきの演習の概要

1. ボディ・スキャン（Body Scan）
   身体の各部分の感覚を順に感じる演習

2. 呼吸瞑想（Breath Meditation）
   息が鼻や喉から入って来たり出て行ったりする感覚や，腹部の動きに注意を向ける演習

3. 日常的な気づきの演習（Informal Awareness Practice）
   日常生活での特定の身体感覚に注意を短時間向ける演習
   （例：診察前の手洗い，歩行など）

4. 山のポーズ（Mountain Pose）
   立位で，足裏をしっかりと床につけ，頭を天井方向へ上げ，姿勢を調え，重心を意識する演習

5. マインドフルネスにある動き（Mindful Movement）
   一連の連続した身体動作をとおして身体感覚に注意を向ける演習

6. 地に足をつける演習（Grounding Exercise）
   立ち上がり，前後左右に体重をわずかに移動させながら，足の裏を意識する演習

7. 音風景の演習（Soundscape Exercise）
   教室の音あるいは選択された音楽に焦点をあてる演習

8. STOP の演習
   立ち止まる（Stop），呼吸に意識を向ける（Take a breath），自分の内側と外側を観察する（Observe），行動を再開・選択する（Proceed）

9. 自分と同じように思い描く演習（"Just Like Me" Guided Visualization Exercise）
   肯定的，中立的，否定的な感情をもつ人を思い描く演習

10. 完了の演習（Closing Exercise）
    しっかりとその場に存在し，今この瞬間に思い浮かぶ言葉を表現する演習

マインドフルネスの概念
Concept of Mindfulness

　マインドフルネスという言葉は，パーリ語（Pali：原始仏教の経典で使われる古代インドの言語）の「サティ（sati）」を英訳した際に用いられたものである（カバットジン 2013）．サティは漢語で「念」と訳され，これは「心をとどめておくこと」や「心をとどめおかせる働きとしての注意力」を意味する．これは英語の「mindfulness」がもつ含意にも近い．元来，mindfulness は，心を意味する「mind」，いきわたったことを意味する「-ful」，状態を表す「-ness」が組み合わさった言葉である．マインドフルネスは，「ありのままの観察（bare attention）」「価値判断しないこと（non-judgmental）」「とらわれない心の状態」を意味する．「とらわれ」は漢字では「囚われ」と書き，「囚」は「口」の囲いの中に閉じ込められた「人」を表しているかのようである．この囲いは，根源的な苦悩である生・老・病・死の四苦を象徴しており，「人は四苦に囚われている」と喩えられる．

　マインドフルネスに関する操作的定義（理論的構成概念を測定可能な行動に置き換えて定義すること）は，未だ確立されていない．これは仏教瞑想という源流が長い歴史を経て多様化しており，一元的に特定することが困難であるためである．日本マインドフルネス学会では，マインドフルネスを「今，この瞬間の体験に意図的に意識を向け，評価をせずに，とらわれのない状態で，ただ観ること」と定義している．ここでいう「観る」は，見る，聞く，嗅ぐ，味わう，触れる，さらにそれらによって生じる心の働きをも観るという意味である．ジョン・カバットジン（後述）は，マインドフルネスを「意図的に，今この瞬間に，価値判断を下すことなく，注意を払うこと」と定義している（カバットジン 2007，カバットジン 2013）．大谷は，マインドフルネスを「『今ここ（here and now）』の体験に気づき，それをありのままに受け入れる態度および方法」と述べている（大谷 2014）．熊野は，マインドフルネスを「今この瞬間の現実につねに気づきを向け，その現実をあるがままに知覚して，それに対する思考や感情にとらわれないでいる心のもち方や存在のありよう」と説明して

いる（熊野 2012）．ティク・ナット・ハン（後述）は，マインドフルネスとは「過去にとらわれず，未来にさらわれず，群衆にのまれず，身心がひとつになり，いつでもそこにしっかりと存在し，その瞬間に起きていることに気づいていること」と説いている（ハン 2022a，ハン 2022b）．井上は，「マインドフルネスは集中力とありのままを洞察する知恵の両者を含む心のあり方である．日本語に訳すとすれば『心を込めた生き方』にあたるのではないだろうか」と述べている（井上 2009）．マインドフルネスという言葉には，特定の状態，特定の態度，そして技法という，三つの意味が含まれている．

マインドフルネスの普及・啓発
Enlightenment and Growth of Mindfulness

　現在，マインドフルネスに関わる多くの人々がいるが，筆者はマインドフルネスの啓発・普及に特に貢献した重要人物が二人いると考えている．一人はティク・ナット・ハン（Thich Nhat Hanh：1926年～2022年）である．ハンはベトナム出身の禅僧であり，平和・人権運動家，学者，詩人としても知られている．ハンは20世紀から平和活動に尽力した代表的な仏教徒で，「社会参加仏教（Engaged Buddhism）」の提唱者である．この運動は，社会的な問題に対して仏教の教えから積極的に発言し，行動することを目指している．「瞑想とは毎日の生活をとおしての実践に他ならず，私たちの直面する問題を直視し，それによっていのちとつながる手段そのものである」とハンは述べている．ハンはベトナム戦争（1960～1970年代にかけてインドシナ半島の支配権を巡って起きた戦争）の終結を求めて米国に渡り，和平を提案した後，祖国への帰国を拒否された．その結果，1982年に南フランスに移住し，プラムヴィレッジ修道院（Plum Village Monastery：瞑想センター）を創立した．この修道院は，毎年世界中から何千人もの人々が訪れ，マインドフルネスに基づく共同生活を体験できる場所として，多数の研修会を開催している．ハンは仏教の教えとマインドフルネスの啓発・普及に積極的に取り組み，100冊以上の書籍を出版し，これらは40以上の言語に翻訳されている．ハンはマインドフルネスを欧米に紹介した先駆者で

あり，1970年代初めから現代社会に古代の知恵を取り入れる様々な方法を提唱した．その指導は多くの人々に影響を与え，「マインドフルネス運動の父」と呼ばれている（ハン 2014，ハン 2022a，ハン 2022b，ハン 2023）．

もう一人の重要人物は，ジョン・カバットジン（Jon Kabat-Zinn：1944年〜）である．米国の科学者，瞑想指導者，作家であり，マサチューセッツ大学医学部の教授であると同時に，同大マインドフルネスセンターの創設所長でもあった．カバットジンは仏教瞑想とヨーガの研鑽を積み，それらを科学と統合することを目指している．カバットジンはティク・ナット・ハンの弟子であり，「マインドフルネス・ストレス低減法（Mindfulness Based Stress Reduction：MBSR）」を1979年に開発した．これは，マインドフルネスを活用したアプローチの実践と研究における先駆けとなった．マインドフルネス・ストレス低減法は，マインドフルネスの漸進的な習得に焦点をあてた，8週間の集中コースである（**表 4-2**）．参加者は，健康的で適応力のある生活を送るための方法やセルフケアを学ぶ（伊藤 2017）．当初，慢性疼痛のある患者の支援のために開発されたこのプログラムは，後にストレス，不安，抑うつを抱える人々を支援する非宗教的なアプローチとしても応用されるようになった．カバットジンは，「マインドフルネスとは，自分の身体，思考，感情，他人，そして自分の内側と外側の全てとの関係性を築くことである」と述べている（カバットジン 2007，カバットジン 2012，カバットジン 2013）．

医療者や医学生へのマインドフルネス教育への関心が高まっている．マインドフルネス教育が，北米の医学校の9割に行われていると報告されている（量と質は不明である）．その教育の形態には多様性があり，簡単な講義，ワークショップ，マインドフルネス・ストレス低減法の研修などである．マインドフルネス教育の効果として，ストレスの軽減，集中力の向上，感情の安定，共感力の向上，健康の促進，QOLの向上，仕事や患者ケアの質の向上，燃え尽き症候群からの回復などが報告されている（Epstein 1999，Irving et al 2009，Krasner et al 2009，Dobkin & Hutchinson 2013，Dobkin et al 2016，Dobkin 2018）．さらに，マインドフルネス・ストレス低減法は，ラ

ンダム化比較試験やメタアナリシスにおいても効果が認められている（林 2017）．

　マインドフルネスが広く流布し，今日の隆盛を迎えているのは，マインドフルネス・ストレス低減法によるところが大きい．この普及を契機として，精神医学的病態の治療にマインドフルネスを取り入れたアプローチが開発された．これには，マインドフルネス認知行動療法，アクセプタンス＆コミットメント・セラピー，弁証法的行動療法などがある．これらは「認知行動療法の第三の波」と総称されるようになっている．これらの療法の発展は，マインドフルネスの普及と影響力を一層強めるものとなっている（熊野 2012）．

表 4-2　マインドフルネス・ストレス低減法の研修コース概要

項目	詳細
構造	8週間にわたるグループ形式で実施される体系立てられた教育コース
参加人数	15〜40人
構成	全9回のセッション
セッション	週に1回，各2.5〜3.5時間 第6週目の週末には全日セッション（7.5時間）
自己学習	正式なプラクティス：1日45分間 日常のプラクティス：1日5〜15分間（呼吸，歩行，食事などの活動を含む）
内容	静座瞑想，歩行瞑想，ボディ・スキャン，ヨーガ，日常のプラクティス

マインドフルネスの源泉

Origins of Mindfulness

　マインドフルネスの源泉は，伝統的な仏教瞑想，特にヴィパッサナー瞑想とサマタ瞑想にあるとされている．両方を合わせて止観法と漢訳されている（表4-3）．ヴィパッサナー瞑想では，今この瞬間に次々と生じる感覚，思考，感情などの経験に，それらが何であっても特定の対象を選び出したり，とらわれたりすることなく，それらの流れにありのままに気づく訓練法である．この瞑想法は，特定の対象に焦点をあてることなく，生じている経験に気づくことをとおして，心の平静さが育まれる．主に身体感覚を対象にし，その他の感覚，思考，感情などの生滅の流れにありのままに気づくことが求められる．対象への感情価（emotional valence：感情がポジティブ，ニュートラル，ネガティブのいずれであるかを示す心理学の概念）が快，不快，中性，混合のいずれにもかかわらず，受容的で分け隔てなく開かれた態度で接し，穏やかで落ち着いた心の状態が育まれる．

　一方，サマタ瞑想では，特定の対象に意図的に注意集中する訓練法である．今この瞬間に生じる経験や出来事に，注意をとどめるための集中力が育まれる．呼吸を対象とすることが多く，呼吸を観察することをとおして身心の状態を把握する．この瞑想では，その他の感覚，思考，感情などの妨害刺激に振り回されることなく，選択した対象に注意をとどめる．この瞑想では，選択的な注意機能と持続的な注意機能が育まれる．

　マインドフルネスは，ヴィパッサナー瞑想を中心に据えているが，実際にはヴィパッサナー瞑想とサマタ瞑想の両方の要素が組み込まれている．これは，深い洞察（深く観ること）と集中力の養成（止まること）の2つの側面がある．

表 4-3　代表的な仏教瞑想

正式な名称	漢訳	注意のあり方	現代的な名称	特徴
ヴィパッサナー瞑想	観法	open monitoring	洞察瞑想	感覚，思考，感情などにありのままに気づく
		open awareness	観察瞑想	身体感覚を中心に観察し平静さを育む
サマタ瞑想	止法	focused attention	集中瞑想	特定の対象（例えば，呼吸）に注意を集中させる集中力を高める

マインドフルネスの基本的な態度
Fundamental Attitude of Mindfulness

　私たちは日々，夢心地にいるかのように過ごしている．心は過去にとらわれたり，未来に思いを馳せたりしている．まるでタイムトラベラー（時間旅行者）のようである．しかし，身心がひとつになる時（身心一如），本来の自分に戻り，安らぎ，喜び，そして幸せを感じることができる．筆者は，マインドフルネスの基本的な態度が5つあると考えている．

1. 今この瞬間にとどまる　Being Present

　多忙な医療現場において，医療者が「存在の質」を見直し，「あることモード」を身につけることが求められる（表1-1）．マインドフルネスは，私たちが人間として生きていく中で本質的な「存在の質」を明らかにする（島田 2019）．これは「心猿（monkey mind：心が動き回る状態）から獅子心（心が動じない状態）へ」「泥水の心から曇りなき心へ」「心の奴隷から心の主人へ」と変わる過程と喩えられる．これらの変化は，「今この瞬間を味わい楽しむ！(Relish the present moment !)」という実践に

つながる．

2. ありのままに観る　Bare Attention

　私たちは，自分の感覚に気づかずに過ごしたり，無視したりしながら生きている．「見ているようで実は見ていない」「聞いているようで実は聞いていない」という状況がしばしばみられる．これは，私たちが深く観ることなく，価値判断していることを意味する．大切なのは，このようなことに気づき，体験や現象に対する価値判断をいったん保留することである．心を調え，心を開き，感覚に意識を向けていく時に，様々なことに新たな気づきが生まれる．五感を十分に活用し，パノラマ（全景）を俯瞰するように観察することが重要である．医療現場では，マインドフルネスをとおして，今この瞬間に注意を集中させ，患者のニーズを受け容れ，適切に対応するために，自分の思考や感情を調えることが可能になる（Dobkin 2017）．この態度によって，医療者はより良いケアを患者に提供することができるようになる．

3. 初心者の心で接する　Beginner's Mind

　私たちは，自分の知識や経験を頼りにしながら，わかったように日々生活している．しかし，初心とは，まるで子どもが知らない世界を見るような目で，物事を見ることである．これは，「何かをする」のではなく，「何もせず」に世界を無邪気に体験することである．ただ見る，聞く，嗅ぐ，味わう，触れることである．子どもの目をとおして世界を観察する時，全てのものが新鮮で，不思議なものに感じられる．これは，「子どものような初めての驚きをもって世界と出会う」「一瞬一瞬を新鮮に生きる」ことである．このように接する時，世界はすばらしいものとして私たちの前に現れる（島田 2019）．

4. 思考や感情を手放す　Letting Go

　私たちは，日々の生活で様々な思考や感情が生じ，それらに巻き込まれたり，流されたりすることがある．しかし，思考や感情は現実そのものではなく，時には苦しみの原因となることもある．思考や感情に気づいた時は，呼吸やその他の身体感覚に意識を向けて，そのままにしておくと，それらはさらには発展することなく，自然と消え去っていく．これは脱中心化（decentering）と呼ばれる．脱中心化は，思考や感情を一時的な心的現象と捉え，それらが現実や自分の存在価値を反映しているわけではなく，それに対して特別な対処をする必要もないと理解することである．これは無執着（detachment），非自動化（deautomatization），感情からの非同一化（non-identification with emotion）といわれる．日常の出来事に対して過剰に反応せず，客観的で冷静な目覚めた態度で接することを意味する．

5. 真のいのちにつながる　Connecting with Real Life

　「いのちの出会う場所は『今ここ』である．出会うところ，それはあなたのいるここ以外にない」とハンは言っている．マインドフルネスをとおして身心がひとつになることで，いのちの本質である「今ここ」で起こっている体験や現象とつながることが可能になる．いのちの不思議（wonder）とすばらしさ（wonderfulness）に深く触れることで，過去の後悔，未来への不安，現在の執着や嫌悪から自由になり，本来の自分へと戻ることができ，生き生きとした人生を送ることができるようになる．

マインドフルネスの実践と技法
Mindfulness Practice and Techniques

　マインドフルネスの実践には，以下の3つの要点がある．第一は，呼吸に伴う身体感覚，五感からの感覚，自動思考，感情などの「今ここ」の私的事象に注意を向けることである．第二は，注意を向ける私的事象に対して，排除したり同一化したりせず，そのままにしておくことである．第三は，その結果，すべての私的事象や自己概念も含めて，変わり続けていく一過性の出来事に過ぎず，変わり続けるものに執着すると苦しむことになるという洞察を得ることである（熊野 2012）．

　マインドフルネスの技法は，正式な瞑想にとどまらず，心を込めて日常の動作を行うことにも及ぶ．例えば，呼吸する，立つ，歩く，座る，食事をするなどの状況において，マインドフルネスの状態になるように取り組むことである．この技法には，具体的な手順を示すものから，イメージを拡げて心を豊かにするものまで，多様なアプローチが提唱されている．筆者が実践している技法を例として紹介する．

1. 心を込めて呼吸する　Mindful Breathing

　これはティク・ナット・ハンの著書『今このとき，すばらしいこのとき』に基づいている（ハン 2023）．多忙極まるこの社会の中で，呼吸に意識を向けることによって，呼吸を楽しむこと，安らぎと喜びを感じること，身心がひとつになること，緊張が和らぐこと，すべてを手放すこと，生きていることのすばらしさを深く味わうことが可能になる（表4-4）．座っている時，立っている時，歩いている時，どのような状況でも，呼吸に意識を向けることは可能である．呼吸は，今この瞬間につなぎ止めるための「錨（いかり）」と表現される．呼吸をコントロールするのではなく，呼吸に身を任せ，呼吸の波に乗っているかのように呼吸する．呼吸の始まりから終わりまでたどりながら，呼吸と身心がひとつになる．心がさまよったり離れてしまったりしたら，自分を責めることなく，優しく呼吸に意識を戻す．呼吸は，いのちその

ものであり，いのちの波に乗ることだと言える（島田 2019）．

表 4-4　心を込めて呼吸する

- 息を吸う時に吸っていることに気づきながら心の中で「吸っている (In)」と唱える
- 息を吐く時に吐いていることに気づきながら心の中で「吐いている (Out)」と唱える
- 穏やかで安定した集中が感じられるまで「吸っている」「吐いている」を続ける
- 集中しながら楽しむ

- 息を吸う時に心の中で「深く (Deep)」と唱える
- 息を吐く時に心の中で「ゆっくり (Slow)」と唱える
- 呼吸に意識を向けていると次第に深くゆっくりしてくる
- 安らぎと喜びを感じる

- 息を吸う時に心の中で身心が「静まる (Calm)」と唱える
- 息を吐く時に心の中で「安らぐ (Ease)」と唱える
- 一杯の冷たい水を飲むことをイメージする（全身を浸す爽やかな冷たさを感じる）
- 身心がひとつになる

- 息を吸う時に心の中で「微笑む (Smile)」と唱える
- 息を吐く時に心の中で「手放す (Release)」と唱える
- 微笑みによって，顔にある筋肉がゆるみ，あなたはあなた自身の主となる
- 緊張は和らぎ，すべてを手放す

- 息を吸う時に心の中で「今この時 (Present moment)」と唱える
- 息を吐く時に心の中で「すばらしいこの時 (Wonderful moment)」と唱える
- 他のことは考えず，「今この時」にとどまる
- 生きているすばらしさを深く味わう

2. グラウンディング　Grounding

　グラウンディングとは，英語の字義どおり「地に足をつける」ことである（表 4-5）．これは単に物理的に地面に足をつけることだけでなく，大地とのつながりを

感じることである．大地が揺るぎなく私たちを支えていると実感することができる．大地とつながる時，身心は落ち着き，安らぎや喜びが生じる．

表4-5　グラウンディング

- 足の裏を床にしっかりつけ，床に接していることに気づく
- 床の下にある大地に意識を向ける
- 大地は揺るぎなく自分を支えていることを感じる
- 大地に接することで，身心が落ち着いていく

3. 心を込めて歩く　Mindful Walking

　これは歩行に意識を集中させることである（表4-6）．私たちは日常，ほとんど無意識に歩いている．心を込めて歩く際は，足の裏に意識を向け，一歩一歩をゆっくりと丁寧に踏みしめる．まるで地面に印をつけるかのように歩く．マインドフルネスを実践している自分をインクとし，地面には安らぎと喜びの印を刻む．このように心を込めて歩くと，歩くこと自体が奇跡と感じられる．

表4-6　心を込めて歩く

- 歩行に意識を集中させる
- 片足が地面から離れ，そして地面に触れる感覚を感じる
- 下肢の感覚に意識を向ける
- 下肢の上げ下げに意識を向ける
- 一歩一歩をゆっくりと丁寧に踏みしめる

4. 心を込めて食べる　Mindful Eating

　これは五感を十分に働かせて食物をゆっくりと味わい，楽しむことである（表4-7）．現代では，多くの人々が「ながら食べ」を日常的な習慣としている．例えば，一人で食事をする際にテレビを観たり，スマートフォンをチェックしたりしながら食べることはめずらしくない．時間がある時は食事の始めから終わりまで，時間がない時でも最初の数分間や数口を，心を込めて食べるようにする．そうすることで，身心の調和を取り戻すことができる．食物は太陽，雨，大地，生物などの宇宙からの贈りものである．さらに，食事は人々の勤労によってもたらされた恵みであり，感謝の気持ちをもって食事を味わい楽しむ．

表 4-7　心を込めて食べる

- 生まれて初めて見るように食物を観る（色，形，質感）
- 箸でつまんで食物の感覚や重さを感じる
- 食物の香りに意識を向ける
- 口に運び舌触りを感じる
- 一口ごとに箸を置く
- 口の中に広がる味を感じる
- ゆっくりと1回噛む
- 噛んだ時の歯ごたえと音を感じる
- ゆっくりと噛み続けながら味わう（味，食感，温度）
- 食物がやわらかくなっていくことを感じる
- 一口を十分に味わい尽くしたらゆっくりと飲み込む
- 喉と食道を通っていく感触を感じる
- 五感を十分に働かせて，食物をゆっくりと味わい楽しむ

5. 心を込めて手を洗う　Mindful Hand Washing

　これは手を洗う日常的な行動に，マインドフルネスの実践を取り入れたものである（表 4-8）．多くの人々が，日々，考えごとをしながら機械的に手を洗っている．しかし，手を洗っているその瞬間に，手の感覚や水の触れる感じに意識を向けることで，身心を調えることができる．手を洗っている時に心がさまよい始めたと感じたら，手の感覚に優しく意識を向ける．この瞬間に意識を集中することで，日々の忙しさの中でも静まりと安らぎをみつけることができる．

表 4-8　心を込めて手を洗う

- 流れる水をしっかりと観る
  水の色や形

- 手を洗っている時の身体感覚に集中する
  水の音・温度，石鹸の感触・香り，手の感覚

- リラックスを感じる
  静まりと安らぎの感覚

- リフレッシュを感じる
  手だけでなく，心も洗われる感覚

6. 心を込めて聴く　Mindful Hearing

これは音自体を味わい楽しむことである（表4-9）．私たちは音楽を楽しむことはあるが，音を音として意識して，そのまま感じる機会は少ない．「何の音か」「心地の良い音か」「不快な音か」などとすぐに判断してしまう．ここでは，音そのものに焦点をあてる．微細な音，音と音の間にある静寂，近くの音から遠くの音に至るまでの様々な音に意識を向けることで，今この瞬間に集中する．このようにして，「音の風景（soundscape）」の豊かさや複雑さを深く感じとることができる．音に意識を向けることで，今この瞬間に意識を向け，周囲の世界を新たな視点で体験することが可能になる．

表4-9　心を込めて聴く

- 姿勢を調え，目を軽く閉じる
- 耳を澄ませて，音に注意を向ける
- 音を音として，そのまま感じる
- 音に対してレッテルを貼ったり，分類したりしない
- 「何の音か」「心地の良い音か」「不快な音か」などと判断しない
- 微細な音や，音と音の間にある静寂にも意識を向ける
- 自分自身の身体から発する音に注意を向ける
- 自分の周囲の音に耳を傾ける
- 近くの音（部屋の中）に意識を向ける
- 遠くの音（部屋の外）に意識を拡げる
- 様々な音を味わい楽しむ

マインドフルネスの問題点と安全性
Issues and Safety of Mindfulness

　私たちはしばしば手段と目的を履き違える傾向がある．マインドフルネスが心理学，医療，教育，ビジネスなど幅広い分野に広がるにつれて，その目的は「すぐに役に立つもの」から「苦しみから解放するもの」，「利己的なもの」から「利他的なもの」，「世俗的なもの」から「超世俗的なもの」，そして「健康に重点を置くもの」から「悟りを目指すもの」に至るまで，現状はまさに玉石混淆の状態である．このようななかで，良き指導者のもとでマインドフルネスを学ぶことが重要である．ドブキンは，マインドフルネスを生活に取り入れることの商業化や過度な単純化に懸念を示している（Dobkin 2020）．

　マインドフルネスの安全性に関しては，現在，活発な議論が展開されている．コーピング能力が十分確立されていない人には，特別な配慮が求められる．深刻な精神障害のある人への長期間のマインドフルネスの実践は適さないとされている．また，自殺願望が強い人，心的外傷を受けてから時間があまり経っていない人，自我が不安定な人にはマインドフルネスが禁忌とされることもある（大谷 2014）．

おわりに
Conclusion

　マインドフルネスの実践には，日々の生活における安らぎ，喜び，幸せをもたらす可能性がある．これらが満たされることで，人々の苦悩に向き合うことができる．身心がひとつになることで，自分の統一性と全体性が回復し，癒し人としても役割を果たすことが可能になる．私たちが今この瞬間にしっかりと存在し，相手と向き合うことによって，人間関係が深まり，真の変容が生じる可能性が広がる．周囲の状況や一時的な感情に振り回されず，マインドフルネスをとおして安らぎと喜びに満たされることで，欲望から離れ，慈しみをもった行動をとることができるようになる（表 4-10）．

　島田は，「マインドフルネスは『評価せずただ観ること』と定義されるが，それだけではトキメキが足りないと思う．私自身は『一瞬一瞬を新鮮に生きること』『子どものような〈初めての驚き〉をもって世界と出会うこと』などと説明している」と述べている（島田 2019）．マインドフルネスとは，ときめきながら生きることである．

表 4-10　欲望と慈しみ

欲望の側面	慈しみの側面
得る（get）	与える（give）
執着する（hold）	手放す（leave）
比較する（compare）	受け容れる（accept）
不満（more）	感謝（enough）

文献

1) Dobkin PL. Fostering healing through mindfulness in the context of medical practice. Curr Oncol 2009;16(2):4-6.
2) Dobkin PL. Facing Death Mindfully. J Palliat Care Med 2017;7(3):303.
3) Dobkin PL. Mind the moment while working in the emergency room. EC Emergency Medicine and Critical Care 2018;2(4).
4) Dobkin PL. Art of medicine, art as medicine, and art for medical education. Can Med Educ J 2020;11(6):e172-e175.
5) Dobkin PL, Hutchinson TA. Teaching mindfulness in medical school: where are we now and where are we going? Med Educ 2013;47(8):768-779.
6) Dobkin PL, Bernardi NF, Bagnis CI. Enhancing clinicians' well-being and patient-centered care through mindfulness. J Contin Educ Health Prof 2016;36(1):11-16.
7) Epstein RM. Mindful practice. JAMA 1999;282(9):833-839.
8) Hutchinson TA, Dobkin PL. Mindful medical practice: just another fad? Can Fam Physician 2009;55:778-779.
9) Hutchinson TA, Liben S. Mindful medical practice: An innovative core course to prepare medical students for clerkship. Perspect Med Educ 2020;9(4):256-259.
10) 林　紀行. マインドフルネスの治療効果のエビデンス. 精神科治療 2017;32(5):585-590.
11) ティク・ナット・ハン. リトリート：ブッダの瞑想の実践. 新泉社, 2014.
    (Thich Nhat Hanh. The Path of Emancipation: Talks from a 21-Day Mindfulness Retreat. Parallax Press, 1996.)
12) ティク・ナット・ハン. ティク・ナット・ハンの幸せの瞑想：マインドフルネスを生きるプラムヴィレッジの実践. 徳間書店, 2022a.
    (Thich Nhat Hanh. Happiness: Essential Mindfulness Practices. Parallax Press, 2005.)
13) ティク・ナット・ハン. 怖れ：心の嵐を乗り越える方法. 徳間書店, 2022b.
    (Thich Nhat Hanh. Fear: Essential Wisdom for Getting through the Storm. HarperOne, 2012.)
14) ティク・ナット・ハン. 今このとき，すばらしいこのとき：日々の暮らしの中で唱えるマインドフルネスのことば. 新泉社, 2023.
    (Thich Nhat Hanh. Present Moment Wonderful Moment: Mindfulness Verses for Daily Living. Parallax Press, 2002.)
15) Irving JA, Dobkin PL, Park J. Cultivating mindfulness in health care professionals:

a review of empirical studies of mindfulness-based stress reduction(MBSR). Complement Ther Clin Pract 2009;15:61-66.

16) 伊藤　靖. マインドフルネス・ストレス低減法(MBSR)：プログラムを概説する. 精神科治療 2017;32(5):591-598.

17) 井上ウィマラ. 無心：心を込めて生きる道. 第 10 回赤坂精神医学懇話会, 2009.

18) Krasner MS, Epstein RM, Beckman H, Suchman AL, Chapman B, Mooney CJ, Quill TE. Association of an educational program in mindful communication with burnout, empathy, and attitudes among primary care physicians. JAMA 2009;302(12):1284-1293.

19) ジョン・カバットジン. マインドフルネスストレス低減法. 北大路書房, 2007.
(Jon Kabat-Zinn. Full Catastrophe Living: Using the Wisdom of Your Body and Mind to Face Stress, Pain, and Illness. Delacorte Press, 1990.)

20) ジョン・カバットジン. マインドフルネスを始めたいあなたへ：毎日の生活でできる瞑想. 星和書店, 2012.
(Jon Kabat-Zinn. Wherever You Go, There You Are: Mindfulness Meditation in Everyday Life. Hyperion Books, 1994.)

21) ジョン・カバットジン. 4 枚組の CD で実践するマインドフルネス瞑想ガイド. 北大路書房, 2013.

22) 熊野宏昭. 新世代の認知行動療法. 日本評論社, 2012.

23) 大谷　彰. マインドフルネス入門講義. 金剛出版, 2014.

24) 島田啓介. 奇跡をひらくマインドフルネスの旅：ありのままの自分に帰り豊かに生きるための 20 のレッスン. サンガ, 2019.

第5章

臨床的調和を図る
Balancing Clinical Congruence

◆ 第5章

臨床的調和を図る

Balancing Clinical Congruence

はじめに

Introduction

　Whole Person Care 教育プログラムの責任者であるトム・ハッチンソンは，バージニア・サティア（Virginia Satir：1916年〜1988年，ソーシャルワーカー．家族療法の創始者の一人）との出会いを次のように述べている．「Whole Person Care の起源は，主としてマイケル・カーニー先生とバルフォア・マウント先生の働きによる．しかし，私の場合は異なり，家族療法（家族を家族システムと見なし，その中で繰り返される成員間の相互作用のパターンに対して介入を行う心理療法）のパイオニアであるサティア先生の取り組みが私の原点である．1980年代前半，私は腎臓内科医のスタッフとして臨床と研究に専念していた．同僚が，家族療法士として有名であったサティア先生による4日間のワークショップに参加することを勧めた．妻と私はワークショップに参加することにした．同僚を信用していたので参加したが，何が行われるのか全く知らなかった．参加して私は驚いた．はじめは混乱し，度肝を抜かれた」（ハッチンソン 2020）．当初，ハッチンソンはサティアのワークショップに衝撃を受けたが，次第に興味をもち，ワークショップに積極的に参加するようになり，最終的にはそのアプローチを仕事や生活に取り入れるようになった．

　Whole Person Care 教育でも，サティアが提唱する「コミュニケーションの態

度」を学生が体験学修することになっている．ここで言う「体験学修」とは，「医学教育モデル・コア・カリキュラム 2016 年度改訂版」に基づいている．大学での学びは「学修」と表現され，これは文字どおり「学び，身につけること」を意味する．サティアは，カウンセラー，指導者，教育者として活動しており，自尊心（self-esteem）や自己価値（self-worth）について深く洞察している．本章では，コミュニケーションの態度に焦点をあてながら，家族造形法，臨床的調和，氷山の比喩について探究する．

家族造形法
Family Sculpture

　Whole Person Care 教育では，コミュニケーションの態度の学びを深めるために，家族造形法という技法を採用している（リーベン＆ハッチンソン 2022）．この家族造形法は，1960 年代後半にデビッド・カンター（David Kantor：1927 年〜2021 年，米国のシステム心理学者，組織コンサルタント，臨床研究者）によって開発されたもので，心理劇のアプローチを基にした家族療法の技法である．これはサティアらの体験学派によってさらに普及した（興津＆早樫 2012，堀江＆興津 2014）．多くの精神療法が語りに焦点をあてるのに対し，家族造形法は家族のパターンを直接的に視覚化し，関与する技法である．

　具体的には，家族成員の一人が彫刻家役に選ばれ，家族全体のイメージや風景を造形する．ファシリテーターの指示に従い，彫刻家役が彫刻のように家族関係を表現する．家族成員を粘土のかたまりと見立て，家族イメージに基づいて一人ずつ空間（立体的・物理的）に実際に配置し，姿勢，視線，表情などを作っていく．全員を配置後，1 分間静止し，家族成員は自分の身体感覚や感情に集中する．そして，一人ひとりに「身体の感じはどうですか」「どのような気持ちですか」「どのような感じが湧いてきますか」「居心地はどうですか」「どのようにしたいですか」「どのような姿勢だったらよいですか」などと尋ね，互いに分かち合うように働きかけ

る．家族造形法は，「家族彫像化法」や「家族粘土法」とも呼ばれる．

　家族造形法は，「今ここ」での家族内の関係を視覚的かつ具体的に示すことで，家族間の相互理解を深め，感情の共有を促す．この技法は，自己覚知（self-awareness：自己理解や自分の感情への気づき）と家族関係における洞察を促し，体験的な過程をとおして家族間の共感的理解を深める．

　家族造形法の主な特徴は，言葉による表現を避け，非言語的コミュニケーションを介して，身体彫像と空間的配置による家族関係を映し出すことにある．彫像が象徴する家族のダイナミクスから生じる，感情や体験に気づかせる．この技法は，「今ここ」の身体感覚や感情に重きを置き，家族関係図式投影法のように人形や図を使用するのではなく，実際の人間をシンボルとして配置することが特徴である．

生存のための態度

Survival Stances

　コミュニケーションの態度の原型は，サティアの著書『The Satir Model：Family Therapy and Beyond（サティア・モデル：家族療法とその先を見据えて）』に記述されている，「生存のための態度」に関連している（表5-1）．サティアは，「生存のための態度は，自尊心が低く，不安定な状態にある時に現れる」と指摘している．コミュニケーションのとり方は，外的プロセスと内的プロセス，現実の捉え方，自己価値の認識に大きく依存する．非言語的な表現（表情，ジェスチャー，声の調子，肌色，呼吸の速さなど）は，人の内面状態を映し出す．サティアは，言語的メッセージと非言語的メッセージが一致しない場合を「不調和なコミュニケーション」と命名している．

　人々は様々な状況下で多様な態度をとる．ストレスを感じると，多くの人が無意識に特定の態度をとる．この態度は，自分を守ろうとする奮闘の一形態であり，自己表現と自己抑制との間の不安定なバランスをとっている．適応することが難しい人は，通常，低い自己価値に起因する問題をもっている．また，感情を表現しないことは，健康への潜在的なリスクをもたらす可能性がある．

　サティアは，各コミュニケーションの態度がもつ肯定的な潜在能力を「種」として表現している．「懇願の態度には思いやりの種が，非難の態度には自己主張の種が，超理性的な態度には知性の種が，そして不適切な態度には創造性と柔軟性の種が宿っている」とサティアは指摘している（Satir et al 1991）．

表 5-1　コミュニケーションの態度

	言葉	感情
懇願の態度	一致 「全て私のせいです」 「あなたなしでは，何もできません」 「あなたに喜んでもらうためにここにいます」	懇願的 「何もできません」 訴えかけるような表情と声 弱い姿勢
非難の態度	不一致 「あなたは何一つ正しいことをしない」 「どうしたんだ」 「全てあなたのせいだ！」	非難的 「ここでは自分がボスだ」 堅固さ 強い姿勢
超理性的な態度	極端な客観性 原則と「正しいこと」を引き合いに出す 抽象的な言葉と長い説明 「合理的である」 「理にかなう」	融通が効かない よそよそしい 「いかなる場合でも，冷静沈着でなければならない」 偉そうな態度 固い姿勢
不適切な態度	無関係 意味がない 要領を得ない 現場から話が逸れる	混乱している 「自分は，本当はここにいない」 絶えず動き回っている ぎこちなく，だらしない姿勢

行動	内的体験	心理的影響
依存的な受難者 良すぎる行為 謝る，詫びる 泣き言を言う 乞う ぺこぺこする	「自分には何もない気が する」 「自分には価値がない気 がする」	神経質 憂うつ 自暴自棄
攻撃的 批判する 命令する あら探しをする	孤立 「孤独で，思いどおりに いっていない」	偏執的 非行的 破壊的
権威主義的 厳格かつ原則的 合理的な行為 操作的な行為 強迫的な行為	「傷つきやすく，孤立し ている」 「感情を外に出せない」	強迫的 反社会的 引きこもり 緊張的
注意散漫 不適切な行為 多動的な行為 妨げる行為	「誰も気にしない」 「自分の居場所はない」 バランスを失っている 注目されるために割り込む	混乱 不適切 精神的に不調

コミュニケーションの態度

Communication Stances

　サティアが提唱するコミュニケーションの態度について概説する（Satir 1988, Satir et al 1991）．コミュニケーションを図る際，3つの要素が存在する．それは自分（self），相手（other），そして状況（context）である．これら3つの要素の間のつながりを保つことが，効果的なコミュニケーションには重要である．しかし，ストレスを受けると，人々はこれらの要素の一つまたは複数を消し去り，結果として交流や人間関係を損ねることになる．サティアは，これら3つの要素に基づいて図5-1のようにコミュニケーションの態度を分類している（恒藤ら 2022）．

1. 懇願の態度　Placating Stance

　これは，相手の希望や必要に応じようとする利他的または自己犠牲的な態度を指す．この態度では，相手をなだめたり，機嫌をとったりする．また，人としての自分を消し去る．しかし，このような態度を長期間保つのは難しく，相手もそれを望んでいないことが多い．実際，多くの人は「一人の人間として自分に関わってほしい」と望んでいる．

2. 非難の態度　Blaming Stance

　これは，自分の期待に相手は応えなければならないという利己的な態度である．この態度をとることで，医療現場では，患者や家族に対して「難しい人」や「理解の悪い人」などのレッテルを貼る傾向がある．このような行動は，しばしば無意識のうちに非難の態度をとっている可能性がある．

3. 超理性的な態度　Super-reasonable Stance

　これは，明晰な思考と冷静な判断を重視する態度を指す．「コンピューター頭脳 (computer brain)」とも称される．この態度は，人としての自分，人としての相手を消し去る．医療現場では，感情的なことを避け，人として自分や相手が事実上そこに存在しないようにする傾向がある．この態度は，問題解決をしようとしているようにみえるが，互いの感情についての関わりを避けるようにしている．

4. 不適切な態度　Distracting Stance

　この態度では，自分，相手，状況の全てを消し去り，注意が散漫になる．医療現場において，この態度がみられることはめずらしくない．電子メディア機器を使用している時や，マルチタスクを行っている状況が該当する．

5. 調和のとれた態度　Congruence Stance

　これは，自分，相手，および状況の3つの要素が調和している状態を指す．具体的には，今ここにしっかりと存在し，相手と腰を据えて関わり，必要に応じて自分の意見を誠実に表現する．また，無意識的な反応に気づくことである．コミュニケーションにおいて大切なのは，いったん立ち止まり，3つの要素のうちどれを消し去っているかに気づき，欠けている要素を補い，どのように対応するかを意識的に選択することである．

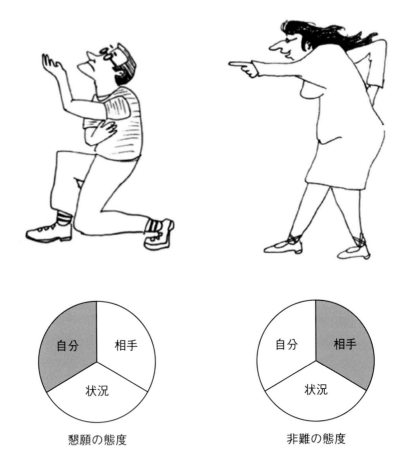

図 5-1　コミュニケーションの態度
〔Satir V. The New Peoplemaking. Science & Behavior Books, 1988. p.80-100.〕

第 5 章 臨床的調和を図る

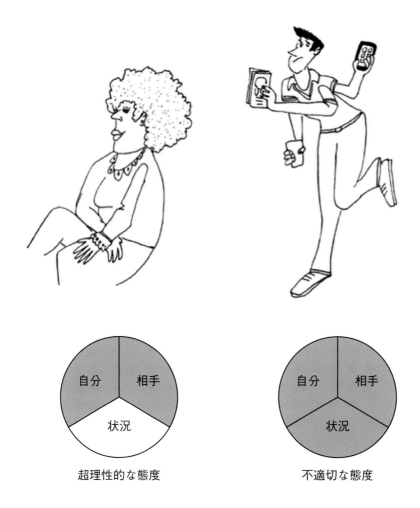

　　超理性的な態度　　　　　　不適切な態度

臨床的調和
Clinical Congruence

　医療現場では，言語的コミュニケーションと非言語的コミュニケーションの両方が重要である．さらに，それぞれの相違に注意することが大切である (Satir 1988, Satir et al 1991)．言語的表現である言葉は，生存欲求，防衛機制，「べき論」に関係することが多い．これらは，過去，現在，未来を明確に示す．言葉は，これまでの習慣や規範に基づいている．また，言語的表現は，苦悩などの過去の体験にも関連している．

　一方，非言語的表現である感情は，主に現在の状態を反映する．感情は，声の調子，表情，身振り，姿勢，緊張感，呼吸などに表出される．これらは，現在の真意や意図を伝える．ただし，メッセージとしては十分でないことが多い．言葉と感情が矛盾している場合，または相反している場合には，それに気づき，臨床的調和を図ることが重要である．言葉，感情，そして行動が一致している場合，それは調和していると言える．自分，相手，そして状況を正しく認識し，それに基づいた意識的な行動を選択することが可能になる．

　臨床的調和とは，以下の要素から成り立っている．
　　①言葉が誠実であり，声の調子，表情，身振りが感情と一致していること
　　②感情が滞りなく表現されること
　　③行動が適切であり，生き生きとしており，創造的で，個性的であること
　　④内的体験が一致し，バランスがとれていること
　　⑤心理的な影響が健全であること
　　⑥生理的な影響が健全であること
　　⑦自分，相手，状況が互いに関連し合い，つながっていること
　　⑧自己肯定感が高いこと

また，臨床的調和の特徴は，以下のとおりである．

　①質問に対して率直に答えること
　②人間としての魅力を示すこと
　③多くの理由を挙げずに，具体的な要望を提示すること
　④賛成か反対かを正直に表明すること
　⑤すぐに判断せず，意見，考え，行為，状況などを慎重に観察すること
　⑥積極的にリスクをとること
　⑦人生に対して疑問を持ち続けること
　⑧新たな可能性，選択，解決策を探求するために直感や知恵に耳を傾けること

　臨床的調和を保つためには，深い気づきが必要である．これによって，身心が一体となり（全人），自分らしさを最大限に発揮することが可能になる（恒藤ら 2022）．医療現場とは，医学的な問題が存在する状況において，患者と医師が一人の人間として出会う場である．Whole Person Care の取り組みは，医療現場において臨床的調和を図ることを目的としている．臨床的調和とは，「自分」に医師を，「相手」に患者を，「状況」に病気を重ね合わせることである（**図 5-2**）．この図からわかるように，臨床的調和とは，「病気を治療すること」と「癒しを促すこと」の両方に焦点をあてることである．

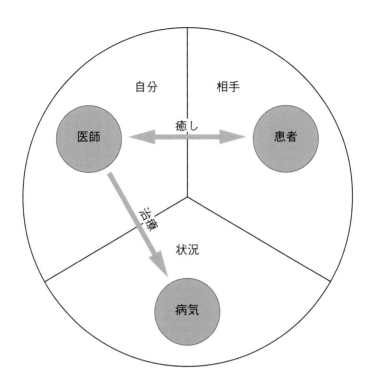

図 5-2 臨床的調和

氷山の比喩
Iceberg Metaphor

　氷山の比喩とは，サティアが意識の階層について考究したものである（Satir et al 1991，ハッチンソン 2020，リーベン＆ハッチンソン 2022）．この比喩では，意識の深さに応じて異なることが生じることを示している．具体的には，**図 5-3** のように 6 つの階層を描写している．これらの階層に焦点をあてることによって，新たな発見が生まれ，私たちの目は開かれ，動機づけられ，心を深く揺さぶられる体験をする．これによって，自分の内的体験をより深く理解すると同時に，相手の階層に対して意識をより強く向けるようになる．コミュニケーションが，人間関係における横のつながりを形成するのに対し，氷山の比喩は自己理解における縦の深掘り，すなわち自己洞察の重要性を示している．サティアのコミュニケーションの態度は対人関係において横の関係にあたるが，氷山の比喩は自己洞察において縦の関係と言える．

1. 切　望　Longings and Yearnings

　切望は，私たちの心の奥深くに存在する普遍的な願望を指す．これは，「愛されたい」「愛したい」「幸せになりたい」などが該当する．この切望は，親密さ，帰属感，価値観，創造性，自由などと深く関係する．切望は個人によって異なり，対人関係における対応に影響を与える．幼少期に切望が満たされると，自尊心が育ち，自分と他人との関係において調和を図るようになる．ストレスを受けても，健全なコーピングをとおして自分と他人を大切にすることができる．切望を理解し触れることによって，やる気と生きる力が湧き上がってくる．

2. 期　待　Expectations

　期待は，切望から生まれる．多くの人々が，外的な世界（外界）は自分の必要とするものを提供してくれるであろうと期待している．これは「であろう」「に違い

ない」「べきである」といった言葉で表される．しかし，これらの期待が満たされない場合，怒り，恐れ，苦しみ，孤独感が引き起こされる．そして，「自分は価値のない人間だ」「自分は愛されていない」という思いや，自尊心の低下につながる．重要なのは，自分の過去の体験や現在の期待に気づき，それらを手放し，どうすれば自分の切望を「今ここ」で満たしていけるかを考えることである．内的な世界（内界）に目を向けて，現実的な方法で切望を満たそうとすることが重要である．過去のことと現状を区別することで，現在において新たな選択が可能になる．

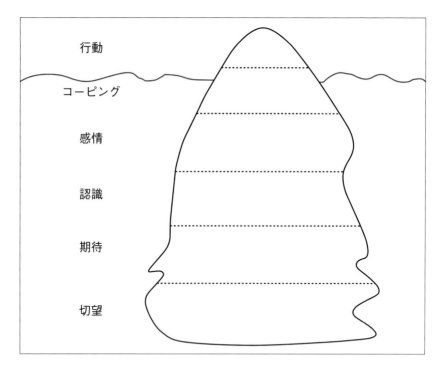

図 5-3　氷山の比喩
〔Satir V, Banmen J, Gerber J, Gomori M. The Satir Model: Family Therapy and Beyond. Science & Behavior Books, 1991. p.147-174.〕

3. 認　識　Perceptions

　認識は，期待から生じ，私たちが経験したことへの意味づけに関係する．これには，「良かった」「意味があった」「無駄だった」「失敗だった」などが該当する．認識は，価値観，見解，信念，自己認識と深く結びついている．事実と解釈はしばしば異なる．現実を歪んで理解することがある．不十分または不適切な情報に基づいて，誤った結論に至ることがある．たとえ同一の出来事であっても，個人によって認識が大きく異なることがある．認識が変われば，期待や感情も変わる可能性がある．

4. 感　情　Feelings

　感情は，認識によって引き起こされる．感情は，喜び，楽しみ，感動，悲しみ，怒り，恐れ，驚きなど，多岐にわたる．感情は通常，過去の体験に基づいている．また，感情は同時に複数存在することがある．相反する感情が共存することもあるし，一つの感情に対して異なる感情をもつこともある．例えば，喜びを感じる中で罪悪感を覚えることがあり，怒りの中に恐れを感じることもある．反応的な感情は，しばしば自尊心と関連している．感情を自分の所有物の一部として理解し，過去の感情を認めて受け容れること，そして妨げとなる感情を手放すことが，調和した状態に至るためには重要である．感情に気づくことは，相応しい対応へと導く第一歩である．

5. コーピング　Coping

　ここでのコーピングとは，感情に対する対処方法を指す．これは生存機制（survival mechanism）や防衛機制（defense mechanism）が関係し，過去の体験から学んだ方法を活用する．コーピングには，機能的なもの（健全なもの）と非機能的なもの（不健全なもの）の両方がある．コーピングは，個人の人間関係における自己認識や

自尊心のサーモメーター（寒暖計）を反映することがある．サティアは，「問題が問題となるのではなく，コーピングが問題となる」と指摘している．

6. 行　動　Behavior

行動は，内的な世界でのコーピングの結果から生じ，外的な世界に対する具体的な表現である．ストレスを受けた時にみられる「懇願の態度」「非難の態度」「超理性的な態度」「不適切な態度」は，コーピングの結果から生じる行動の例である．ここで大切なのは，「無意識的かつ反射的な反応（automatic reaction）」から，「意識的かつ慎重に選択した対応」へと行動を変容させることである．これを実現するためには，「立ち止まる」「反応に気づく」「抑圧しない」「どのように対応するか選択する」といった過程が重要である（リーベン＆ハッチンソン 2022）．

Whole Person Care 教育の取り組み
Whole Person Care Education Trials

1. コミュニケーションの態度　Communication Stances

Whole Person Care 教育では，演劇を彷彿とさせる体験学修を行っている．具体的には，学生が「懇願の態度」「非難の態度」「超理性的な態度」といった特定の姿勢を黙ってとることをとおして，自己覚知を深めるものである．この体験学修は，安全な環境で非言語的に自己覚知を深めることを目的としている．学生は，自分の特有の対人関係のパターンを明らかにし，身体感覚，感情，行動，コーピングを探求するとともに，「自分とは何者か」という根本的な自己理解を深める機会が与えられる．これは，「運動感覚に基づく反応（kinesthetic responses）」をとおして行われ，「身体知（暗黙知）」を活用するものである．

具体的には，次の3つの手順を踏んでいる．第一は，「特定の反応を体験するために，特定の姿勢をとることが有効である」と学生に伝える．第二は，コミュニケーションの態度を図で示す（図5-1）．第三は，その態度を実際に演じる．まず学生は3つの態度を自ら体験する．懇願の態度では，左膝をつき，右手を胸に当て，左手を相手に差し伸べる姿勢をとる．非難の態度では，片方の手を腰に当て，もう片方の手で相手を指しながら怒りの姿勢をとる．超理性的な態度では，目の前の相手の頭の上を見ながら，関心のある事柄を分析的に考える姿勢をとる．

この3つの態度を各人が実演した後，学生は二人一組になり，教室全体に広がる．学生数が奇数の場合，教員が学生と二人一組になるか，三人一組を一つ作り，一人の学生が観察者になり順番に役を交代する．二人一組の学生では，一方がA役，もう一方がB役を担う．最初にAは懇願の態度の姿勢を，Bは非難の態度の姿勢をとり，その姿勢を1分間維持する．その間，言葉を交わさずに自分の内面（身体感覚，感情，気づき）に注意を向ける．次に役割を交代し，Aが非難の態度の姿勢を，Bが懇願の態度の姿勢をとり，その姿勢を1分間維持する．その次に二人は互いに向き合って椅子に座り，Aは超理性的な態度で相手の頭の上を見る姿勢を，BはAと普通に向き合う．この姿勢を1分間維持した後，役割を交代し，同様にその姿勢を1分間維持する．その次に二人は通常に向き合い，Aがこの体験学修をとおして気づいたことをBに2分間話をし，次にBが同様に2分間話をする．最後に学生全体での振り返りを行い，体験学修を終了する．

この体験学修をとおして，学生は様々な気づきが得られるであろう．新しい発見があったり，不快感を覚えたりするかもしれない．実演中は，沈黙を保ち，自分の内面に注意を向けるように指示する．万が一，学生が笑ったり，茶化したり，ふざけたりした場合は，すみやかにそれを止めさせる．

学生全体での振り返りでは，この体験学修をとおして自分自身について学ぶことが重要なポイントとなる．一部の学生は，懇願の態度に親和性を感じるかもしれな

い．この際，「それが悪いわけではない」と伝える．同様に，非難の態度に不快感を示す学生もいるであろう．実際に非難の態度をとることは難しいと感じる学生もいる．非難の態度が，必ずしも悪いというわけではない点を強調する．また，懇願の態度を常にとる人は，調和のとれた態度に一歩踏み出すために必要なことに気づくかもしれない．全ての態度には，それぞれの役割がある．重要なのは，自分がとっている態度に気づき，それを続けるか，もしくは欠けている要素を補い，調和のとれた態度を選択するかを判断することである．「今，どのような態度をとっているのか（相手と状況によって異なる）」「どの態度に親和性があるか」「どの態度が苦手か」「自己成長のためにどうするのがよいか」といった点に気づくことが，この体験学修の目的である．結局のところ，調和のとれた態度は，一時的であれ長期的であれ，ほとんどの人間関係で効果的である．

この学修は，新たな気づき，問いかけ，探究を促す出発点となる．時には，「目から鱗が落ちる」ような体験をもたらすこともある．言葉に表していないこと，言葉で表せないこと，否認していること，見過ごしていること，誤解していることなどに気づかせ，疑問を呼び起こし，新しい選択肢や可能性に心を開くよう促す．ここでは，批判したり判断したりすることではなく，新たな気づきを見出すことを目指す．この体験学修は，学生が身体感覚，思考，感情を表出するための比較的安全な方法と考えられている．

2. 氷山の比喩　Iceberg Metaphor

Whole Person Care 教育では，氷山の比喩をとおして，①自分の内面の体験を深く理解すること，②他の学生と意識の階層を共有することによって，新たな気づきを得ることを目的としている．講義では，最初に教員が氷山の比喩を説明し，次に教員が自分の現在の意識の階層を隠さずに自己開示する．これは，最も深い切望から行動に至るまで順を追って行われる．その後，学生に氷山の比喩の図（**図 5-3**）を配布し，自分の現在の氷山を切望から始めて各階層に沿って記入してもらう．記

入後，学生は二人一組になって自分の氷山を分かち合う．この分かち合いが終わると，学生全体でのディスカッションに移行する．学生はこの学修をとおして，興味深く，洞察に富んだ体験をしたことに気づく．学生は互いの氷山の共通点や相違点について話し合い，その結果に驚く．学生は自分の個人的な氷山を病院実習と関連づけたり，自分の経験が他の学生と一致していることを発見したりする．これらの気づきをもとにディスカッションを締めくくっている．氷山の比喩を活用することで，学生は自己覚知と自己洞察を深めることができる（リーベン＆ハッチンソン 2022）．

おわりに
Conclusion

　今日，様々なコミュニケーション教育が展開されているが，その多くは言語的コミュニケーションの技術に重点が置かれている．一方，家族造形法のように非言語的表現に焦点をあてたものは少なく，これは家族療法の一技法として知られている．サティアが提唱するコミュニケーションの態度は，その単純さの中にも深い洞察を含み，自己覚知や自己洞察へと導く可能性を秘めている．このようなアプローチは，患者や家族だけでなく，医療者自身の身心の健康にも寄与し，臨床的調和を促進するであろう．

　Whole Person Care 教育の目的は，学生を「何も知らない（not knowing）」状態から「知っている（knowing）」状態へ導き，さらに「実感する（realizing）」体験を経て「実践する（actualizing）」能力を備えた医療者へと育成することである．これを達成するためには，言語的表現だけでなく非言語的表現にも気づきを深め，自分の意識の階層（氷山）を定期的に振り返り，コミュニケーションの態度を自覚しながら，Whole Person Care を実践できるように取り組むことが重要である．

　Whole Person Care 教育では，相応しい外的および内的な環境を調え，体験型および対話型の学修機会を提供することで，「変容的学修（transformational learning）」

を促す．これは，成人が自身の認識の枠組みを見直し，能動的に改善していく過程を指し，学生にとって深い学びと自己変革の機会となるであろう．

文献

1) トム・A・ハッチンソン．Whole Person Care 実践編：医療 AI 時代に心を調え，心を開き，心を込める．三輪書店，2020．
2) 堀江幸代，興津真理子．家族造形法を用いた事例検討会：家族療法家のためのトレーニングとしての有用性．心理臨床科学 2014；4(1)：53-61．
3) 興津真理子，早樫一男．家族造形法による空間的距離と質問紙による心理的距離との関連について．心理臨床科学 2012；2(1)：49-56．
4) スティーブン・リーベン，トム・A・ハッチンソン．Whole Person Care 教育編：マインドフルネスにある深い気づきと臨床的調和．三輪書店，2022．
5) Satir V. The New Peoplemaking. Science & Behavior Books, 1988.
6) Satir V, Banmen J, Gerber J, Gomori M. The Satir Model: Family Therapy and Beyond. Science & Behavior Books, 1991.
7) 恒藤 暁，土屋静馬，三好智子．苦悩する患者と向き合うための医療者教育はどう実現するか？ マインドフルネスにある深い気づきと臨床的調和を育む．医学教育 2022；53(4)：353-360．

第6章

レジリエンスを育む

Fostering Resilience

第6章

レジリエンスを育む

Fostering Resilience

はじめに

Introduction

　現在，わが国では「働き方改革」が推進されている．長時間労働の是正，ワーク・ライフ・バランスの実現，柔軟な働き方の促進が，その主要な目標であり，職場環境が改善することが期待されている．しかし，筆者はこれらの目標を達成するには，レジリエンスの観点からさらに取り組むべき課題があると考えている．

　医療現場では，医療者が日々のストレスに適切に対応し，燃え尽き症候群に陥らずに，仕事の意義と喜びを感じながら，質の高い医療を提供することが重要である．このためには，患者，家族，同僚との良好な人間関係を築き，互いに支え合う環境を形成することが必要である．本章では，レジリエンスに焦点をあてながら，ワーク・エンゲイジメント，燃え尽き症候群，共感疲労，心的外傷後成長について探究する．

ワーク・エンゲイジメント

Work Engagement

ワーク・エンゲイジメントとは，仕事に対して感じるポジティブで充実した心理状態を指す．島津は，ワーク・エンゲイジメントとそれに関連する概念の関係を図6-1 に示している（島津 2016）．これらの概念は「活動水準」と「仕事への態度・認知」という2つの軸で位置づけられている．ワーク・エンゲイジメントは，燃え尽き症候群とは対照的に位置づけられている．

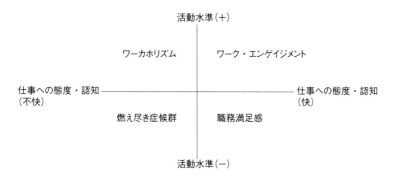

図6-1　ワーク・エンゲイジメントと関連する概念
〔島津明人．ワーク・エンゲイジメントと仕事の要求度―資源モデル：健康増進と生産性向上の両立に向けて．産業ストレス研究 2016；23(3)：181-186．〕

ウィルマール・シャウフェリ（Wilmar Schaufeli）はオランダの心理学者で，労働・組織心理学や職業健康心理学の分野で教育と研究を行っている．シャウフェリらは，ワーク・エンゲイジメントを「仕事に関連するポジティブで充実した心理状態であり，これは活力（vigor），熱意（dedication），没頭（absorption）によって特徴づけられる」と述べている（Schaufeli et al 2002, Schaufeli & Bakker 2004）．ワーク・エンゲイジメントは，特定の対象，出来事，個人，行動に対する一時的な状態ではなく，仕事に対して持続的かつ全般的な感情と認識であるとされている．ここで活力とは「仕事から力を得て，生き生きとしている状態」，熱意とは「仕事に対して誇

りややりがいを感じている状態」，没頭とは「仕事に熱心に取り組んでいる状態」を意味している．

ワーク・エンゲイジメントは，「仕事と組織が自己成長につながっている」「やりがいがある」「承認を得られている」「方針に納得できている」といった要素を含んでいる．その特徴には，「仕事が楽しい」「やりがいを感じる」「仕事の重要性を認識する」「もっと仕事をしたい」ことが挙げられている．ワーク・エンゲイジメントが高いと，仕事のパフォーマンスが向上し，生産性が高まる．また，職務満足感（自身の仕事に対する評価から生じる，喜びやポジティブな感情の状態）も高く，身心の健康状態も良好である．仕事や組織への積極的な関わり合いがみられ，病気による休業や離職・転職の意思が低いことも特徴である．

一方，ワーカホリズム（workaholism：仕事中毒）はワーク・エンゲイジメントとは対比的である（表6-1）．ワーカホリズムに陥った人は，過度にかつ強迫観念的をもって一生懸命に働く．多大なエネルギーと時間を仕事に費やし，仕事のことが常に頭から離れない状態にある．職場を離れると罪悪感を感じ，不安や落ち着かなさを覚える．活動水準は高いものの，仕事への態度や認識は否定的である．また，周囲から期待される以上の成果を出そうと無理をする．

表6-1　ワーク・エンゲイジメントとワーカホリズムの特徴

特徴	ワーク・エンゲイジメント	ワーカホリズム
労働の感情	楽しんで働く	強迫的に働く
努力の種類	夢中型の努力	我慢型の努力
動機づけ	内発的動機づけ	外発的動機づけ
仕事に対する態度・認知	肯定的	否定的
活動水準	高い	高い
身心の健康度	高い	低い

今後の課題は，医療現場での仕事をワーク・エンゲイジメントのように向上させることができるかどうかである（**表 6-2**）．

表 6-2　ワーク・エンゲイジメントを高める工夫

1. 個人ができる工夫
    1) 仕事資源を高める
        仕事のマネジメント
        タイムマネジメントスキル
        コミュニケーションスキル
        問題解決スキル
        目標達成スキル
        ジョブ・クラフティング（自発的に仕事の内容や構造を調整し，仕事の充実感を高める）
        リカバリー経験（仕事以外の活動で身心を回復させる）
        ワーク・ライフ・バランス
        積極的なフィードバックとコミュニケーションの促進（上司，同僚，部下）

    2) 個人資源を高める
        自己効力感
        レジリエンス
        自尊感情
        楽観性

2. 組織ができる工夫
        職場環境改善における工夫
        組織資源の増強（従業員の福利厚生の充実，サポートの強化）
        マネジメント研修（コーチング研修など）
        管理者研修における工夫
        意思決定プロセスに積極的に参加するグループワークの実施

燃え尽き症候群

Burnout

　効率を優先する医療体制は，医療者の精神的健康に悪影響を及ぼし，場合によっては燃え尽き症候群を引き起こしている（West et al 2016）．「米国では，医師の30～40％が燃え尽き症候群を経験している」との報告があり，これが医療体制に対する潜在的な脅威となっている（種田 2019）．

　燃え尽き症候群は，『国際疾病分類 第11版』で職業的現象として「うまく管理されていない慢性的な職場のストレスに起因する症候群」と分類された．しかし，『精神障害の診断・統計マニュアル 第5版』では，精神疾患としては認められていない．マスラック・バーンアウト・インベントリー（Maslach Burnout Inventory）によれば，燃え尽き症候群は，①情緒的消耗感（emotional exhaustion：情緒的に力を出し尽くし，消耗してしまった状態），②脱人格化（depersonalization：人に対して無情で，非人間的な対応をする状態），③個人的達成感の低下（reduced personal accomplishment：仕事における達成感や有能感が得られない状態）から構成されている．カーニー（p.17）らは，燃え尽き症候群を「仕事への熱意の低下，冷笑・皮肉の感情，個人の達成感の低下などを示す状態である」と指摘している（Kearney et al 2009）．燃え尽き症候群の症状は表6-3に示すように多岐にわたる（Maslach et al 2001, Vachon 1995）．

　燃え尽き症候群は，職場環境と医療者の関係から生じることが指摘されている．その原因として，個人的要因，環境要因，そしてこれらの相互作用が挙げられている．個人的要因には，完璧主義，適応性の欠如，助けを求めることへの抵抗，そして不十分なセルフケア（食事，睡眠，運動）などがある．一方，環境要因には，過剰な仕事量，仕事のコントロールの欠如，報酬の不足，コミュニティの欠如（コミュニケーションやサポートの不足），不公平感，価値観の不一致などがある（Maslach et al 2001, Maslach & Leiter 2008）．

表6-3 燃え尽き症候群の症状

分類	個人の症状	チームの症状
身体的・情緒的影響	極度の身体的・情緒的消耗	モラルの低下
仕事に対する態度	冷笑,皮肉,無関心	離職率の上昇
達成感と能力	達成感の欠如,無力感	職務遂行能力の低下（共感能力の低下,欠勤の増加）
対人関係	自意識過剰,過干渉,葛藤（対立,軋轢,確執）	スタッフ間の葛藤
健康と睡眠	頻繁な体調不良・病気（頭痛,胃腸障害,免疫系障害）,睡眠障害（悪夢を含む）	
心理的状態	被刺激性と過覚醒,引きこもり,仕事と個人の境界違反,情緒的に困難な臨床状況の回避,嗜癖行動,無関心と無感覚,宗教への疑問,人生の意味への疑問	
認知と判断	判断力の低下,集中力の低下,完璧主義と硬直性（柔軟性の欠如）	

　燃え尽き症候群への対策には，セルフケアの実践，リラクセーションの活用，優先順位の見直し，サポートネットワークの利用，職場環境の改善や変更などが重要である．燃え尽き症候群の予防を表6-4に示す（Kearney et al 2009）．マインドフルネス（mindfulness）実践は，身体的・精神的健康を回復させたり，レジリエンスを向上させたりする方法として注目されている．自己覚知（self-awareness）を高める体験的な研修が，医療者の燃え尽き症候群を減少させると報告されている（Epstein 1999）．リフレクティブ・ライティング（reflective writing）とは，特定の出来事や状況について「何に気づいたか」「このことが自分をどう変えたか」「異なった行動をとっていたらどうなったか」などについて内省しながら記述することである．

表 6-4　燃え尽き症候群の予防

分類	予防策
個人の対策	マインドフルネス実践 セルフケア リフレクティブ・ライティング コミュニケーション技能の研修
職場のサポート	適切なスーパービジョンとメンタリング 仕事量の調節 職場からの適切な評価，報酬，支援 職場での公平性とその推進
集団活動	チームのためのマインドフルネス・ストレス低減法 チームのためのロゴセラピー（意味中心療法） 教育・研究の活動への参加

　燃え尽き症候群からの回復過程は，6つの段階に分類されており，以下のとおりである（Bernier 1998）．
　　第1段階：「問題を認める」段階
　　第2段階：「仕事から距離をとる」段階
　　第3段階：「健康を回復する」段階
　　第4段階：「価値観を問い直す」段階
　　第5段階：「新しい働き方を探す」段階
　　第6段階：「断ち切り，変化する」段階

　ドブキン（p.4）は，「医療現場で疲弊したり，燃え尽き症候群に陥ったりした医療者を蘇らせるためには，ボトムアップとトップダウンの両方のアプローチが必要不可欠である．健全な職場環境が整備され，患者と深いつながりをもち，そのなかで意義を見出し，同僚と良好な人間関係を築くことができる場合に，医療者は有能で思いやりのある医療を患者に提供することが可能になる」と述べている（Dobkin 2018a）．

共感疲労

Compassion Fatigue

　医療者には，患者に対する共感や思いやりが求められている．時には患者の過酷な体験に感情的に巻き込まれることがある．その最たるものが共感疲労と呼ばれる現象である．患者の苦悩や心的外傷（trauma）に対応することが，医療者自身にネガティブな影響を及ぼすことがある（福森 2017）．

　チャールズ・フィグリー（Charles Figley：米国の心理学，家族療法，精神神経免疫学，家族学，ソーシャルワーク，トラウマトロジー，メンタルヘルスの分野の研究者．チューレン大学教授）は，共感疲労を「①他者が経験した心的外傷となる出来事について知ることによって引き起こされる，自然な結果としての行動や感情である，②心的外傷を受けた人を支える，もしくは支えようとすることに起因する，③二次的外傷性ストレス障害（secondary traumatic stress）と同義である」と定義している（Figley 1995, Figley 2002）．これは，医療者が患者やその家族の心的外傷を二次的に経験する現象を指している．この状態は「ケアの代償（cost of caring）」や「代理外傷（vicarious trauma）」とも表現される．ただし，共感疲労という用語の乱用は，医療者の共感や思いやりを抑制する可能性があるとの懸念もある．また，一部では「compassion fatigue」よりも「empathy fatigue」という用語の使用を提唱する意見も存在する．

　共感疲労の症状は，心的外傷後ストレス障害（posttraumatic stress disorder：PTSD）の症状と類似している．これには，①再体験症状（出来事の反復的，不随意的，および侵入的で苦痛な想起），②回避症状（心的外傷に関連する活動，場所，人物，思考，感情，会話の回避），③覚醒亢進症状（睡眠障害，被刺激性，怒りの爆発，過覚醒）が含まれる．加えて，集中力の低下，無感覚，無力感，過敏性，自己満足感の欠如，引きこもり，欠勤などもみられる．

　燃え尽き症候群は主に「職場環境と医療者」の関係性に起因し，共感疲労は「患

者や家族と医療者」の関係性から生じる傾向がある．燃え尽き症候群は徐々に現れるが，共感疲労は予兆なく突然出現することがある．医療者が患者の苦悩や心的外傷を自分事のように深く理解しようとすればするほど，不安や無力感が増し，支援を提供する過程で共感疲労が生じやすくなる．これが原因で，身体的・感情的な疲労が増大し，他者に対する共感や思いやりが低下する可能性がある．特に心的外傷を受けた人を長期間ケアすることは，医療者に身体的・感情的な疲労と感情的撤退を引き起こすことがある．

　特に困難な状況にある患者や家族に対して，共感的なケアを提供することが医療現場では期待される．この過程で，医療者は気づかないうちに情緒的な消耗を経験することがある．共感を使い果たし枯渇すると，燃え尽き症候群に至る一因になる．特に共感的なケアを重視し，患者の支援に献身的な医療者ほど共感疲労に陥りやすい傾向にある．一方，脱人格化のような共感を伴わない接し方は，共感疲労に陥った際の防御機制と見なすことも可能である．常に自分，相手，そして状況を見つめることが不可欠である．

　カーニーとヴァイニンガーは，自己覚知に基づくセルフケアのモデルを図6-2のように提案している（カーニー&ヴァイニンガー 2016）．このモデルは，医療現場での医療者の反応を，二つの対照的な円で象徴的に示している．左側の円は，医療者の否定的な反応を表す．医療者は，好むと好まざるとにかかわらず，日々，患者の苦痛や苦悩に接している．自己覚知が低い場合，患者に対する共感が義務感から生じ，共感疲労や燃え尽き症候群に陥りやすくなる．また，将来展望がもちにくく，職場のストレスに悩まされることになる．反対に，右側の円は，自己覚知が高い場合，医療者が患者の苦痛や苦悩に対して真の共感をもつようになることを示している．また，将来展望が広がり，職場のストレスが軽減され，自分，患者，そして同僚との間に癒しの絆が深まる．医療者がどのような反応を示すかは，自己覚知の程度によって大きく左右される．カーニーとヴァイニンガーは，自己覚知を高めるためにマインドフルネス実践が重要であると強調している．

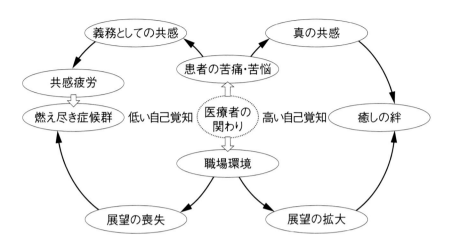

図 6-2　自己覚知に基づいたセルフケア
〔マイケル・カーニー, ラドリー・ヴァイニンガー. 自己覚知による自己ケア. トム・A・ハッチンソン, 編. 新たな全人的ケア：医療と教育のパラダイムシフト. 青海社, 2016. p.161.〕

心的外傷後成長

Posttraumatic Growth

「艱難汝を玉にす」という諺は,「人は困難や苦しみを乗り越えることで立派な人物に成長する」という意味をもち,心的外傷後成長の概念を象徴している（上野ら 2016）.心的外傷後成長とは,「危機的な出来事や困難な経験との精神的なもがきや奮闘の結果生じるポジティブな心理的変容」を指す（Tedeschi & Calhoun 1996）.この変容は,心的外傷や強いストレスを伴う出来事に対峙し,それに立ち向かうことから生じる.特に逆境に立ち向かいながらの心理的再構成の過程が強調されている.これはレジリエンスとは異なり,心的外傷後成長に特有の特徴である（Tedeschi & Kilmer 2005）.

心的外傷後成長としての変化に関する研究がある.それは「ポジティブな変容（他人との関係,新たな可能性,人間としての強さ,心理的変容,人生への感謝）」「ユーダイモニックな幸福感（人生における意味,目的意識,充実感を特徴とする幸福；真の人間性の開花）」「ナラティブのポジティブな再構成」「心理社会的なリソースを獲得しようとする行動」「パーソナリティの適応的な変化」などである（上野ら 2016）.

さらに,心的外傷後成長を経験した人々は,その後の人生での幸福感を維持・促進することができるだけでなく,新たな困難に直面した際の心的準備性にも寄与することが示唆されている.

レジリエンス
Resilience

　レジリエンスは，もともと物理学の分野で「弾力性」「復元力」「跳ね返す力」を指す概念として用いられていた．心理学においては，レジリエンスは「困難や脅威的な状況にもかかわらず，うまく適応する過程・能力・結果」という包括的な定義が幅広く使用されている (Masten et al 1990)．レジリエンスは，困難や脅威的な状況に直面した際，一時的に心理的不健康な状態に陥っても，それを乗り越え，精神的病理を示さずに適応する状態を意味する（小塩ら 2002）．この概念は，過程，能力，結果という 3 つの側面から捉えられる．具体的には，過程とは「困難な状況を乗り越え，適応を保つことができる力動的な過程」を，能力とは「ストレスの多い出来事に直面した際，落ち込みやネガティブな心理状態から立ち直る精神的回復力」を，結果とは「個人が高いリスクの下で，発達的にポジティブな結果を示すこと」を意味する（上野ら 2016）．

　レジリエンスに関する研究は，1980 年代頃から多数報告されている．戦争，自然災害，貧困，低社会経済的地位，虐待，育児放棄など，個人がコントロールすることが困難な深刻なライフイベントからの回復過程が取り上げられている．レジリエンスと心的外傷後成長，レジリエンスとマインドフルネス，さらに心的外傷後成長とマインドフルネスとの間には，質的または量的な関連性があることが示唆されている．これらの概念を包括的に分析することで，心理的不適応な状態からの回復や成長の過程を解明できる可能性がある．

　レジリエンスは，固定的な特性ではなく，時間をかけて学び，育成し，強化することが可能な能力である．この能力は，内的要因（思考，信念，個性など）と外的要因（社会的な支援，利用可能な資源，環境的な条件など）による影響を受ける．レジリエンスは，人間関係，仕事，健康，幸福感など，人生の様々な側面が関係する．レジリエンスは，不変の特性ではなく，継続的な過程であり，誰もがこの能力を習得した

り，向上させたりすることが可能である．レジリエンスの高い人は，ストレスへの対処，変化に対する適応，心的外傷からの回復，精神的健康の維持，そして困難に直面しても目標を達成する能力が向上する．

ロナルド・エプスタイン（Ronald Epstein）は，米国のロチェスター大学医療センターで家庭医療・腫瘍学・緩和ケアの教授を務め，マインドフルネス実践プログラムの責任者でもある．マインドフルネス実践ワークショップに参加する人々を対象に，レジリエンスと照らし合わせながら，燃え尽き症候群の程度をエプスタインは評価している．この評価は，図 6-3 で示されているように，燃え尽き症候群とレジリエンスの特徴を列挙し，1 から 10 までのスケールで評価する方法を実施している（Epstein 2017）．レジリエンスとは，単にストレスに耐え忍ぶというよりも，それをしなやかに受け流すというイメージである．

| 燃え尽き症候群 | | | | | | | | レジリエンス | |
1	2	3	4	5	6	7	8	9	10
現実から引きこもる								今ここにしっかりと存在する	
打ちひしがれる								立ち直る	
形だけやっているふりをする								積極的に関わる	
脆弱性，硬直性								弾力性，柔軟性	
冷笑的，悲観的								肯定的，楽観的	
手厳しく批評する								軽やかである	
無力感を感じる								効力感を感じる	
足踏み状態である								前に進んでいる	
変化を恐れている								変化を受け容れている	

図 6-3　燃え尽き症候群の自己評価
〔Epstein R. Attending: Medicine, Mindfulness, and Humanity. Scribner, 2017. より筆者作成〕

マインドフルネス実践による心理的回復と成長
Psychological Recovery and Growth through Mindfulness Practice

　エプスタインは,「マインドフルネスにある医療実践は,①診療の質（安全性,適時性,利用可能性,患者中心性）,②ケアの質（共感,思いやり,対応）,③医療者のレジリエンス（気分の改善,燃え尽き症候群の低下）の3つの領域が関連している.この3つが相乗的であることは論をまたない」と述べ,マインドフルネス実践の重要性を強調している（土屋＆塚原 2023）.

　レジリエンスは,困難な状況からの心理的回復を指し,心的外傷後成長は心的外傷からの成長（ポジティブな変化）を意味する（Tedeschi & Kilmer 2005）.しかし,レジリエンスの要素と心的外傷後成長との間には正の相関が報告されており（Bensimon 2012）,これらの概念は一部重なる部分があると考えられている.つまり,困難な状況からの心理的回復（レジリエンス）へ,心理的回復から成長（心的外傷後成長）へとつながるプロセスが存在する可能性が示唆されている.

　マインドフルネス実践が心理的問題を抑制し,レジリエンスを向上させ,心的外傷後成長を促進する可能性があると報告されている.これは注意制御,感情調整,自己覚知に関連する変化を引き起こし,結果的に自己制御に至ることが示唆されている（Tang et al 2015）.感情調整を促進するプロセスには,身体感覚が密接に関与している.身体感覚の認識が感情認識につながり,それが結果的に感情調整につながることが報告されている.さらに,マインドフルネス実践によって,自己表象,自尊心,自己受容が高まると報告されている（Hölzel et al 2011）.

レジリエンスを高める
Enhancing Resilience

　レジリエンスを高める方法は多く提案されているが，筆者が考える根本的なアプローチは「3つのS」である．それらは，Self-Awareness（自己覚知），Self-Compassion（セルフ・コンパッション），そしてSelf-Care（セルフケア）である．

1. 自己覚知を深める　Deepening Self-Awareness

　「汝自身を知れ（Know thyself）」は，古代ギリシアのデルフィにあるアポロン神殿に刻まれた有名な言葉であり，しばしば哲学者ソクラテス（古代ギリシアを代表するアテネの哲学者）の言葉として引用される．この言葉の解釈は多岐にわたるが，自分を深く理解することは，他人を理解するための出発点となるとされる．「汝自身を知れ」という言葉は，自己覚知への呼びかけとして理解することができる．

　カール・ユング（Carl Gustav Jung：1875年～1961年，スイス出身の精神科医，心理学者）は，分析心理学（ユング心理学）の創始者である．意識の中心的な機能として自我（ego）の重要性を強調している（図6-4）．ユングは，自我とは異なるものとして，自己（self）を意識と無意識の全体性（psychic totality）の核心に位置づけ，その統合を心の健康と成長の鍵として捉えている（河合&河合 2009）．自我をとおして，私たちは外界を認識し，判断し，適応する方法を見つけ出す．この能力によって，状況に応じた適切な行動をとることが可能になる．ユングは，個人が内在する可能性を実現し，より高次の全体性へと自我を発展させる過程を「個性化の過程（individuation process）」または「自己実現の過程（self-realization）」と呼び，これを人生の究極の目的としている．自己は意識と無意識の統合を図り，また心内の対立する要素（男性性と女性性，思考と感情など）を統合する役割を担っているとされている．「自己は心の全体性であり，その中心でもある．これは自我と一致するわけではなく，大きな円が小さな円を包含するような関係である」とユングは述べている．自分の内なる

心に気づき，それに向き合うことは，心の成長への道であると言える．

　自己覚知とは，自身の身体感覚，思考，感情，および行動に気づくことである．これは，自分の存在全体に意識を向けることにほかならない．自己覚知は，個人の成長と発展において極めて重要な要素である．さらに，感情的知能，共感力，社会的スキルといった多くの側面で重要な役割を果たす．これは自分自身および他人の視点を深く理解し，他人との関係を深めることを可能にする．自己覚知がある医療者は，セルフケアを効果的に実践し，ストレスを適切に管理し，共感疲労や燃え尽き症候群の予防につながる可能性が高い．これによって，患者の身心の健康も促進することが可能になるであろう．自己覚知を高めるための実践的な研修が，医療者の燃え尽き症候群の減少に寄与することが報告されている（Epstein 1999）．ハッチンソンらは，「自己覚知，自己受容，執着の手放し，そして全人としての人生の冒険への積極的な取り組みが，身心の健康の鍵である」と述べている（Hutchinson & Hutchinson 2020）．

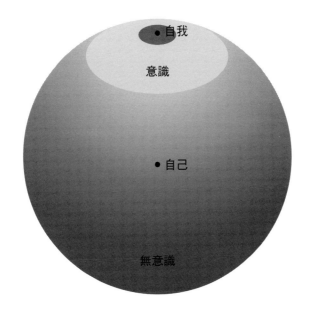

図6-4　自我と自己

2. セルフ・コンパッションを育む　Fostering Self-Compassion

　セルフ・コンパッションとは，自分自身に対する優しさや思いやりをもって行動することで，自らの苦しみを軽減し，自分の不完全さを人類共通の経験として受け容れることである (Neff 2003a)．この概念は，「自分への優しさ (self-kindness)」という情緒的な反応，「共通の人間性 (common humanity)」という認知的な理解，「マインドフルネス」という注意の向け方，の3つの要素から構成されている (Neff 2003b, Neff 2016)．自分への優しさとは，自分自身に対して温かく，理解ある姿勢をとることを意味し，これはセルフ・コンパッションの中核要素である．共通の人間性は，間違いや失敗が全人類に共通の経験であり，人間が不完全であるという事実を受け容れ，共有することを指す．マインドフルネスとは，思考や感情にとらわれず，今この瞬間に生じていることに対して注意を向けることを意味する．

　セルフ・コンパッションは，自分自身に対して優しさをもち，思いやりをもって接することであり，しばしば自己愛 (narcissism)，わがまま (self-indulgence)，自己満足 (complacency)，自己憐憫 (self-pity) と混同されがちである．しかし，これらは自分にとって最終的に有害となる点でセルフ・コンパッションと根本的に異なる．セルフ・コンパッションを実践する際には，自分の間違いや失敗をありのままに受け容れ，これが他の人々にも共通する経験であるという認識をもち，自己批判を避け，前向きな行動をとおして自己実現を目指すことが重要である．この過程では，他人とのつながりに重点が置かれる．

　クリスティン・ネフ (Kristin Neff：米国の心理学者．テキサス大学オースティン校 教育心理学部の准教授) が開発したセルフ・コンパッション尺度 (Self-Compassion Scale) は，セルフ・コンパッションを測定するために広く使用されている．この尺度は，困難に直面した際の個人の反応を評価し，「自分への優しさ」「共通の人間性」「マインドフルネス」という3つの肯定的な要素と，「自己批判(self-judgment)」「孤独感 (isolation)」「過剰同一化 (over-identification)」という3つの否定的な要素の計6つの下位尺度か

ら構成されている．この尺度による「自分への優しさ」「共通の人間性」「マインドフルネス」の測定値は，幸福感や人生の満足度と正の関連がみられ，不安や抑うつ感とは負の関連があることが示されている．一方，「自己批判」「孤独感」「過剰同一化」の測定値は，これらの否定的な感情や状態と負の関連がみられている．

セルフ・コンパッションを実践することは，否定的な感情を軽減し，肯定的な感情を増やすことを可能にする．不安や抑うつの緩和，ストレスの減少，そして幸福感の向上が報告されている．セルフ・コンパッションを取り入れることで，困難な状況への効果的な対応が可能になり，迅速な回復，心の安らぎ，そして現実を受け容れる力が養われる可能性がある．自己理解と自己受容を深めることは，自分自身だけではなく，他人に対する寛容さも高めることが示されている．セルフ・コンパッションの具体的な実践方法については，専門書を参照することを勧める（ネフ＆ガーマー 2019，ガーマー＆ネフ 2022）．

3. セルフケアを実践する　Practicing Self-Care

現代の医療体制は，ますます非人間的な傾向にあるため，医療者は人間性を取り戻すためのセルフケアが必要とされている（Hutchinson & Dobkin 2009）．セルフケアは，自己中心的な行為ではなく，健康，幸福感，そしてレジリエンスを維持するうえで不可欠である．自分自身を大切にすることによって，人間関係が豊かになり，人生の課題に対処し，生活の質を向上させることが可能になる．これは結果的に患者ケアの質の向上につながる．セルフケアには，身体的，精神的，社会的，スピリチュアルな健康を促進する様々な活動や実践が含まれるが，一概に適用できる方法はない．個人に適したセルフケアの方法をみつけ，定期的に実践することが重要である．セルフケアの具体的な例を表6-5に，職場でのセルフケアについての提案を表6-6に示す（Kearney et al 2009）．セルフケアをとおして，医療者は共感力や感受性を高め，質の高い医療を提供することが可能になる．

表 6-5 セルフケア

1. 身体的セルフケア
    - 健康的な食事をとる
    - 十分な睡眠時間を確保する
    - 十分な休息をとる
    - 定期的に運動する(ウォーキング,ジョギング,ヨーガなど)
    - リラクセーション技法を活用する
    - アロマセラピーやマッサージなどを受ける

2. 精神的セルフケア
    - 一人で過ごす時間をつくる
    - しっかりと受け止めてくれる人に話をする
    - ジャーナリングをする(思考や感情を書き留める)
    - サポートを求める(家族,友人,仲間,専門家,メンターなど)

3. 社会的セルフケア
    - 大切な人と一緒に過ごす
    - コミュニティの活動に参加する(地域の活動,ボランティア活動など)
    - 社会的なつながりを深める活動に参加する(講演会,同好会など)

4. スピリチュアルなセルフケア
    - 信仰をもつ
    - 内省,黙想,瞑想を行う
    - 自然の中で過ごす

5. 身心の糧を得る
    - マインドフルネスを実践する
    - 読書,音楽,映画などを楽しむ
    - 教育プログラムに参加する(知識や技術を学ぶ)

表6-6 職場におけるセルフケア

1. 出勤時にグラウンディングする
2. 毎日決まった時間にシンプルな活動に集中する(呼吸,詩の朗読,祈りなど)
3. 窓外の自然を短時間観察して楽しむ(空,木,鳥など)
4. 患者に会う前にSTOPを行う
5. ミーティング開始前に一呼吸置く(呼吸,短い沈黙,詩の朗読など)
6. 人と意識的に交流する(関心をもつ,興味を示す,ユーモアを交える)
7. 意味のある出会いや体験を記録して,適切な時に共有する
8. 退勤時に職務から離れる意識的な行動をとる(グラウンディング,服装の変更,周囲の風景を楽しむ)

ドブキンは,救急治療室での今この瞬間を大切にするための実践方法として以下を提案している(Dobkin 2018b).

①一つのタスクに集中して取り組む(マルチタスクを行わない)
②手を洗う際には,水,石鹸,こすり合わせる手の感覚に意識を向ける
③次の部屋に入る前に呼吸に意識を向けて,直前のことを手放す
④患者や同僚の話を聞く時,話す内容を考えるのではなく相手に注意を向ける
　　(声の調子,話の速さ,言葉づかい,沈黙の長さ,身体言語[body language]など)
⑤心を開いて好奇心をもつ
⑥初心を忘れず,あたかも初めて経験するかのように物事に臨む
⑦人に対する先入観や偏見を手放す
⑧職場を去る際には,周りの音,匂い,景色に注意を向ける
⑨電話に出る前に一呼吸置く
⑩ストレスを感じた際には,3分間呼吸に集中する

Whole Person Care 教育の取り組み
Whole Person Care Education Trials

　ドブキンは,「『マインドフルネスにある医療実践コース』は,マインドフルネス・ストレス低減法に近いモデルである.しかし,コミュニケーションとセルフケアの実践に重点を置いている点が異なる」と述べている(Dobkin 2019).燃え尽き症候群とレジリエンスについて知識として理解するだけでなく,学生は問いかけや議論をとおして,自分自身で取り組める具体的な方法を検討し,今後,実践する機会となるようにしている.エプスタインは,「驚くべきことに,患者にとってより良い医師に教育する方法が,学生自身のレジリエンスを高める鍵になる」と述べている(Epstein & Krasner 2013).

1. 燃え尽き症候群　Burnout

　Whole Person Care 教育では,「マインドフルネスにある医療実践コース」の講義5「レジリエンスの育成」で燃え尽き症候群とレジリエンスに焦点をあてている(リーベン&ハッチンソン 2022).この講義では,「注意のトライアングル」と呼ばれる,身体感覚,思考,感情の3つの主観的な経験に注意を向ける方法を説明し,マインドフルネスの概念を紹介している.それから燃え尽き症候群の特徴である,①情緒的消耗感,②脱人格化,③個人的達成感の低下について解説している.その後,学生に対して,「医師の燃え尽き症候群の原因は何が考えられますか」と問いかける.学生が10〜20の原因を挙げた後,「個人的にコントロール可能な原因は何ですか」と尋ね,グループ全体で同意が得られるかどうかを確認する.このようにすることで,学生がコントロール可能な原因に対処できる能力があることを自覚するようになっている.

　次に,医療現場で肯定的に評価される性格特性である「几帳面」「責任感」「完璧主義」「探究的」「利他主義」「思いやり深い」「理性的」「自己批判に受容的」の

8つをホワイトボードに縦に並べて示す．その後，「これらの性格特性が過度に行われると，どのような問題が発生する可能性があるでしょうか」と問いかけ，学生に話し合ってもらう．「話し合いの結果，**表6-7**の回答が多かった」とリーベンが述べている．

表6-7 医療現場で肯定的に評価される性格特性と問題点

几帳面	→	強迫観念的
責任感	→	境界の問題
完璧主義	→	意思決定の停止
探究的	→	確実性の要求
利他主義	→	自分の必要性の無視
思いやり深い	→	共感疲労
理性的	→	よそよそしい
自己批判に受容的	→	過度な自己批判

　性格特性についてグループ全体で話し合うことで，燃え尽き症候群を予防し，レジリエンスを養うことが，自身の性格特性に気づき，学修可能な能力であることを理解することにつながる．特定の性格特性があるかどうかではなく，その性格特性がどのような肯定的または否定的な側面をもつのかを理解し，臨床的な調和を図るためにどのようにすべきかを考えることが重要である．

2. レジリエンス　Resilience

　講義では，次にレジリエンスについて説明する．医療現場でレジリエンスを促進するために，リーベンは，以下の3つの要素が重要であると述べている．それは，①患者をケアするためには，まず自分自身をケアすることが必要であること，②レジリエンスには，成長や改善できる学修可能な側面があること，③レジリエンスの状態は，望ましくない身体感覚，思考，感情を「持ち続ける能力」であるということ，である．

リーベンは，次のように述べている．「『認めること (allowing)』と『受け容れること (accepting)』を区別している．認めることは，体験を変えようとする心理的な作用を伴わない心理的な状態であり，一方，受け容れることは，最初は否定的あるいは望ましくないものが，あるがままにその存在を認めていると，否定的なものから中立なものへ，さらに肯定的なものにさえ変わる関係性の過程の結末である」．つまり，認めることは，実践可能な技能であり，その結果として受け容れることが適切な時に自然に生じるということである．

講義では，「STOPの演習」を行っている．STOPとは，「Stop」「Take a breath」「Observe」「Proceed」の頭文字から成る略語である．これは日常的な気づきの演習である．最初のSは「Stop」であり，「立ち止まる」ことを意味する．これは，医療現場で自動的なマインドレスネス (mindlessness：マインドフルネスの反対の意味) の思考や行動の流れを意図的に停止することである．2番目のTは「Take a breath」である．これは，意識的に「一呼吸する」というだけでなく，既に行っている「呼吸に意識を向ける」ということも意味する．3番目のOは「Observe」である．今この瞬間に，価値判断せずに，身体感覚に，それから思考，そして感情に注意を向けることである．これによって，「反応する (react)」のではなく，「応答する (respond)」ことが可能となり，本質的な洞察力がもたらされる．最後のPは「Proceed」である．これは，「再開する」「選択する」ことである．マインドレスネスにある状態から，マインドフルネスにある気づきを再起動して行動することである．STOPは無意識で反応するのではなく，マインドフルネスにある気づきから応答することである．

3. コンパッション　Compassion

「慈悲の瞑想 (Loving-Kindness Meditation)」は，仏教における瞑想の一形態である．これは仏教の重要な教えである．「生きとし生けるものが幸せでありますように」という願いを基にする．具体的には，慈 (人が幸せであるようにと願う心)，悲 (人が苦

しみから解放されるようにと願う心），喜（人の幸せや成就を心から喜ぶこと），捨（執着や差別を捨て去ること）と願うことである．この瞑想では，まずは自分自身に対して慈悲喜捨を唱える．それから対象となる人を段階的に拡げていき，最終的には「生きとし生けるもの」すべてに対して願いを唱える．具体的には，自分から始めて，親しい人，知人，苦手な人，嫌いな人，そしてすべての人に向けて願いを唱える．この瞑想では，「○○が幸せでありますように」「○○が苦しみから解放されますように」といった言葉を心の中で繰り返し唱える．この瞑想は，現在ではマインドフルネスやセルフ・コンパッションの研修会などでも取り入れられている．また，この瞑想を続けることで共感力が高まる可能性が示唆されている．

「マインドフルネスにある医療実践コース」の講義6「苦悩への対応」では，「自分と同じように思い描く演習（"Just Like Me" Guided Visualization Exercise）」を行っている．この演習は，慈悲の瞑想を応用したものであり，Google の社内研修プログラムにも含まれている（タン 2016）．この演習では，最初に自分を支えたり助けたりして前向きな気持ちにしてくれた人（肯定的な感情を抱く人）を思い描くように学生に促す．その後，教師が以下の文章を声に出して言い，学生は心の中で繰り返し唱える．

- 「（その人は）自分と同じように苦痛や苦悩を感じています」
- 「（その人は）自分と同じように幸せでなく，何をしたらよいかわかっていない時があります」
- 「（その人は）自分と同じように苦痛や苦悩から解放されることを願っています」
- 「（その人は）自分と同じように幸せで，健やかで，満たされることを願っています」

次に肯定的あるいは否定的な感情を抱かない，中立的な人を思い描くように学生に伝える．同様にそれを唱える．最後に，否定的に感じている人に対しても同様のことを行う．このように，肯定的，中立的，否定的な感情を抱く人を思い描いて

3回行った後,グループ全体に「何に気づきましたか」と尋ね,振り返る.この際,「否定的な感情を抱く人を許すことが難しい」と述べる学生がいることがある.この演習は,「否定的な感情を抱く人を許す」ことを求めたり意図したりしているのではなく,人類共通の願いである,「幸せ,健やか,苦しみからの解放」に気づくことである.重要なのは,「自分と同じように」共通する願いに気づき,人々に対して慈しみと思いやりをもたらす可能性を拡げることである.

おわりに
Conclusion

ハッチンソンとドブキンは,「医療現場において,患者の目の前にしっかりと存在し,向き合い,思いやりをもたらすことは,仕事に対する満足感と身体的・精神的な健康に良い影響を与える可能性がある」と述べている.また,「仕事で感じる幸せとは,人を助け,苦しみを和らげ,社会に貢献する,価値のあることに従事することにある」とも述べている (Hutchinson & Dobkin 2009, Dobkin 2016).

私たちは,医療の原点に立ち返り,仕事の意義と喜びを感じられるように自分自身を調え,医療現場を改善する取り組みをしていく必要がある.医療現場における思いやりは,患者だけでなく医療者自身の人間性も回復させることにつながる.さらに教育では,学生一人ひとりの個性を尊重しつつ,患者や社会が必要とする,思いやりのある,レジリエンスを備えた医療者を育成するカリキュラムの開発が求められている (Hutchinson & Smilovitch 2016).

文献

1) Bensimon M. Elaboration on the association between trauma, PTSD and posttraumatic growth: the role of trait resilience. Pers Individ Dif 2012;52(7): 782-787.

2) Bernier D. A study of coping: successful recovery from severe burnout and other reactions to severe work-related stress. Work & Stress 1998;12(1):50-65.

3) Dobkin PL. The heart of healing. Can Fam Phys 2016;62:624-625.

4) Dobkin PL. Transformation: Bottom up, top down, or both? International Journal of Whole Person Care 2018a;5(2):1-4.

5) Dobkin PL. Mind the moment while working in the emergency room. EC Emergency Medicine and Critical Care 2018b;2(4).

6) Dobkin PL. Promoting Healing through Mindful Medical Practice. In: Ivtzan I, editor. Handbook of Mindfulness-Based Programmes: Mindfulness Interventions from Education to Health and Therapy. Taylor & Francis/Routledge, 2019. p.143-159.

7) Epstein RM. Mindful practice. JAMA 1999;282(9):833-839.

8) Epstein R. Attending: Medicine, Mindfulness, and Humanity. Scribner, 2017.

9) Epstein RM, Krasner MS. Physician resilience: what it means, why it matters, and how to promote it. Acad Med 2013;88(3):301-303.

10) Figley CR. Compassion fatigue as secondary traumatic stress disorder: An overview. In: Figley CR, editor. Compassion Fatigue: Coping with Secondary Traumatic Stress Disorder in Those Who Treat the Traumatized. Routledge, 1995. p.1-20.

11) Figley CR. Introduction. In: Figley CR, editor. Treating Compassion Fatigue. Routledge, 2002. p.1-14.

12) 福森崇貴. 医療従事者の共感疲労とその特徴. ストレス科学 2017;31(3):217-225.

13) クリストファー・ガーマー, クリスティン・ネフ. マインドフル・セルフ・コンパッション プラクティスガイド: セルフ・コンパッションを教えたい専門家のために. 星和書店, 2022.

14) Hölzel BK, Lazar SW, Gard T, Schuman-Olivier Z, Vago DR, Ott U. How does mindfulness meditation work? Proposing mechanisms of action from a conceptual and neural perspective. Perspect Psychol Sci 2011;6(6):537-559.

15) Hutchinson TA, Dobkin PL. Mindful medical practice: just another fad? Can Fam Physician 2009;55(8):778-779.

16) Hutchinson TA, Hutchinson N. Wellness and Whole-Person Care. In: IsHak WW, editor. The Handbook of Wellness Medicine. Cambridge, UK: Cambridge University Press, 2020. p.573-581.

17) Hutchinson TA, Smilovitch M. Experiential learning and reflection to support professionalism and professional identity formation. In: Cruess RL, Cruess SR, Steinert Y, editors. Teaching Medical Professionalism. Supporting the Development of a Professional Identity. 2nd edition, Cambridge University Press, 2016. p.97-112.

18) Kearney MK, Weininger RB, Vachon ML, Harrison RL, Mount BM. Self-care of physicians caring for patients at the end of life: "Being connected... a key to my survival". JAMA 2009;301(11):1155-1164.

19) マイケル・カーニー, ラドリー・ヴァイニンガー. 自己覚知による自己ケア. トム・A・ハッチンソン, 編. 新たな全人的ケア: 医療と教育のパラダイムシフト. 青海社, 2016. p.145-165.

20) 河合隼雄(著), 河合俊雄(編).〈心理療法〉コレクションⅠ ユング心理学入門. 岩波現代文庫, 2009. p.248-283.

21) Maslach C, Leiter MP. Early predictors of job burnout and engagement. J Appl Psychol 2008;93(3):498-512.

22) Maslach C, Schaufeli WB, Leiter MP. Job burnout. Annu Rev Psychol 2001;52: 397-422.

23) Masten AS, Best KM, Garmezy N. Resilience and development: contributions from the study of children who overcome adversity. Dev Psychopathol 1990;2(4): 425-444.

24) Neff KD. Self-compassion: An alternative conceptualization of a healthy attitude toward oneself. Self and Identity 2003a;2(2):85-101.

25) Neff KD. The development and validation of a scale to measure self-compassion. Self and identity 2003b;2(3):223-250.

26) Neff KD. The self-compassion scale is a valid and theoretically coherent measure of self-compassion. Mindfulness 2016;7(1):264-274.

27) クリスティン・ネフ, クリストファー・ガーマー. マインドフル・セルフ・コンパッション ワークブック: 自分を受け入れ, しなやかに生きるためのガイド. 星和書店, 2019.

28) 小塩真司, 中谷素之, 金子一史, 長峰伸治. ネガティブな出来事からの立ち直りを導く心理的特性: 精神的回復力尺度の作成. カウンセリング研究 2002;35(1):57-65.

29) スティーブン・リーベン, トム・A・ハッチンソン. Whole Person Care 教育編: マインドフルネスにある深い気づきと臨床的調和. 三輪書店, 2022.

30) Schaufeli WB, Bakker AB. Job demands, job resources, and their relationship with burnout and engagement: a multi-sample study. J Organ Behav 2004;25(3): 293-315.

31) Schaufeli WB, Salanova M, González-Romá V, Bakker AB. The measurement of engagement and burnout: A two sample confirmatory factor analytic approach. J Happiness Stud 2002;3(1):71-92.

32) 島津明人. ワーク・エンゲイジメントと仕事の要求度―資源モデル：健康増進と生産性向上の両立に向けて. 産業ストレス研究 2016;23(3):181-186.

33) Tang YY, Hölzel BK, Posner MI. The neuroscience of mindfulness meditation. Nat Rev Neurosci 2015;16(4):213-225.

34) Tedeschi RG, Calhoun LG. The posttraumatic growth inventory: measuring the positive legacy of trauma. J Trauma Stress 1996;9(3):455-471.

35) Tedeschi RG, Kilmer RP. Assessing strengths, resilience, and growth to guide clinical interventions. Prof Psychol Res Pr 2005;36(3):230-237.

36) 種田憲一郎. 米国の医療者におけるバーンアウト（燃え尽き症候群）に関わる現状と取組み. 医療の質・安全学会誌 2019;14(3):349-354.

37) チャディー・メン・タン. サーチ・インサイド・ユアセルフ：仕事と人生を飛躍させるグーグルのマインドフルネス実践法. 英治出版, 2016.

38) 土屋静馬, 塚原知樹(訳). マインドフル・プラクティス：医療を支えるマインドフルネス ある臨床家の実践. メディカル・サイエンス・インターナショナル, 2023.

39) 上野雄己, 飯村周平, 雨宮 怜, 嘉瀬貴祥. 困難な状況からの回復や成長に対するアプローチ：レジリエンス, 心的外傷後成長, マインドフルネスに着目して. 心理学評論 2016;59(4):397-414.

40) Vachon ML. Staff stress in hospice/palliative care: a review. Palliat Med 1995;9 (2):91-122.

41) West CP, Dyrbye LN, Erwin PJ, Shanafelt TD. Interventions to prevent and reduce physician burnout: a systematic review and meta-analysis. Lancet 2016;388 (10057):2272-2281.

索　引

和　文

◆あ

アート　11, 13
アスクレピオス　5, 7, 8, 19
アナログ・コミュニケーション　11
ありのままに観る　74
あることモード　8, 73

◆い

今この瞬間にとどまる　73-74
癒し　9-13
癒しの絆　3, 118
癒しの十戒　22
癒しの旅　22

◆う

ヴァイニンガー（ラドリー・ヴァイニンガー）
　22, 118
ヴィパッサナー瞑想　72
内なる旅　17

◆え

遠位的防衛　54, 55

◆お

オスラー（ウイリアム・オスラー）　9, 16

◆か

カーニー（マイケル・カーニー）　15, 17,
　18, 22, 88, 114, 118
介入　39-41
家族造形法　89-90, 107
カドゥケウス　5-9
カバットジン（ジョン・カバットジン）
　68, 70

神谷美恵子　46
感情　103
緩和ケア　3, 17, 36

◆き

傷ついた癒し人　11, 19-22, 56
期待　101-102
気晴らし　42, 55, 56
キャッセル（エリック・キャッセル）　30
共感疲労　117-119, 125
近位的防衛　54, 55
キンセラ（エリザベス・キンセラ）　15

◆く

グッゲンビュール＝クレイグ（アドルフ・
　グッゲンビュール＝クレイグ）　20
苦悩に対する患者の取り組み　42-44
苦悩の概念　32-35, 44
苦悩の評価　36-37
苦悩の評価尺度　36
苦悩へのアプローチ　37-41
クラインマン（アーサー・クラインマン）
　38
グラウンディング　77-78
クラフト　13
グリーンバーグ（ジェフ・グリーンバーグ）
　51

◆け

ケイロン　19

◆こ

高潔性　3, 11, 12
行動　104
コーピング　103-104
コーピングによる対応　42

索引

心を込めて歩く　78
心を込めて聴く　81
心を込めて呼吸する　76-77
心を込めて食べる　79
心を込めて手を洗う　80
コミュニケーションの態度　45, 56, 88, 89, 91, 94-97, 101, 104-106, 107
コミュニティへの再関与　43
懇願の態度　56, 94
コンパッション　132-134

◆さ
サイエンス　11, 13
サティア（バージニア・サティア）　4, 45, 56, 88, 89, 91, 94, 101, 104, 107
サマタ瞑想　72

◆し
思考や感情を手放す　75
自己覚知　22, 90, 104, 107, 115, 118, 123, 124-125
仕事中毒　112
自尊心　53, 55, 89, 91, 101, 102, 103, 104, 123
死の顕現化　52, 53, 54, 55, 56, 57, 58, 61
死の不安尺度　52, 53
ジャクソン（スタンリー・ジャクソン）　21
状況を変える行動　43
ショーン（ドナルド・ショーン）　14
初心者の心で接する　74
ジリオ（アウロ・デル・ジリオ）　31
人格的成長　43
心的外傷後成長　43, 120, 121, 123
真のいのちにつながる　75

◆す
垂直思考　11
水平思考　11
スピリチュアルな存在　15-18
スピリチュアルや宗教的な関与　43-44

することモード　8

◆せ
省察的実践　14-15
生存のための態度　91-93
セジウィック（デイヴィッド・セジウィック）　20
切望　101
セルフケア　70, 114, 115, 118, 124, 125, 127-129, 130
セルフ・コンパッション　124, 126-127, 133
全人　2, 5, 8, 15, 17, 22, 46, 99, 125
セント・クリストファー・ホスピス　3, 17

◆そ
ソロモン（シェルドン・ソロモン）　51
存在脅威管理理論　51-54, 56-57, 59
ソンダース（シシリー・ソンダース）　3, 29

◆た
体験学修　4, 89, 104, 105, 106
対峙　23, 38-39, 46, 120
単純な過程　13

◆ち
超理性的な態度　56, 95
調和のとれた態度　95
治療と癒し　9-13

◆て
ディッペ（ポール・ディッペ）　12

◆と
投影　21, 54, 56
トゥルニエ（ポール・トゥルニエ）　31
ドブキン（パトリシア・ドブキン）　4, 66, 82, 116, 129, 130, 134

139

◆な
ナウエン（ヘンリ・ナウエン）　20

◆に
認識　103
認知的対応　42

◆ね
ネガティブ・ケイパビリティ　37-38

◆は
パーマー（パーカー・パーマー）　18
ハッチンソン（トム・ハッチンソン）　3, 4, 6, 9, 10, 13, 19, 22, 33, 44, 55, 57, 59, 88, 89, 101, 104, 107, 125, 130, 134
ハリファックス（ジョアン・ハリファックス）　8
ハン（ティク・ナット・ハン）　69, 70, 75, 76

◆ひ
ピジンスキー（トム・ピジンスキー）　51
非難の態度　56, 94
否認　34, 54, 55, 56, 106
ヒポクラテス　7
氷山の比喩　101-104, 106-107

◆ふ
複合的な過程　5, 13
複雑な過程　5, 13
不適切な態度　56, 95
ブライトバート（ウィリアム・ブライトバート）　61
フランクル（ヴィクトール・フランクル）　16, 29
文化的世界観　53, 55, 58

◆へ
ベッカー（アーネスト・ベッカー）　51

◆ほ
防衛機制　51, 52, 53, 54-56, 61, 98, 103
ホスピス　3, 29

◆ま
マインドフルネス・ストレス低減法　4, 40, 66, 70, 71, 130
マインドフルネスの概念　68-69, 130
マインドフルネスの基本的な態度　73-75
マインドフルネスの源泉　72-73
マインドフルネスの実践と技法　76-81
マインドフルネスの問題点と安全性　82
マウント（バルフォア・マウント）　3, 9, 10, 11, 15, 17, 18, 22, 88
マギル大学　2, 3, 17, 66

◆め
メイヤロフ（ミルトン・メイヤロフ）　39
メメント・モリ　60-61

◆も
燃え尽き症候群　21, 70, 110, 111, 114-116, 117, 118, 122, 123, 125, 130-131

◆や
ヤーロム（アーヴィン・ヤーロム）　50

◆ゆ
ユング（カール・ユング）　19, 124

◆よ
抑圧　22, 34, 54, 55, 56, 104

◆り
リーベン（スティーブン・リーベン）　4, 9, 13, 33, 44, 59, 89, 101, 104, 107, 130, 131, 132
臨床的調和　39, 98-100, 107

◆れ
レジリエンス　110, 115, 120, 121-122, 123, 124-129, 130, 131-132, 134

◆ろ

ロイヤル・ビクトリア病院　3
ロゴセラピー　16

◆わ

ワーカホリズム　112
ワーク・エンゲイジメント　111-113

欧　文

◆A

action to change circumstances　43
analog communication　11
approaches to suffering　37-41
art　13
Asclepius　7
assessment of suffering　36-37

◆B

bare attention　74
Becker（Ernest Becker）　51
beginner's mind　74
behavior　104
being mode　8
being present　73-74
blaming stance　94
Breitbart（William Breitbart）　61
burnout　114-116, 130-131

◆C

caduceus　5-9
Cassell（Eric Jonathan Cassell）　30
character growth　43
Chiron　19
clinical congruence　98-100
cognitive response　42
communication stances　94-97, 104-106
compassion　132-134
compassion fatigue　117-119
complex process　13

complicated process　13
concept of mindfulness　68-69
concept of suffering　32-35
confrontation　38-39
congruence stance　95
connecting with real life　75
coping　103-104
coping response　42
craft　13
curing and healing　9-13

◆D

Death Anxiety Scale　52
defense mechanism　54-56, 103
Dieppe（Paul Dieppe）　12
distal defense　54
distracting stance　95
Dobkin（Patricia Dobkin）　2, 4, 5, 23, 66, 70, 74, 82, 116, 127, 129, 130, 134
doing mode　8

◆E

empathy fatigue　117
expectations　101-102

◆F

family sculpture　89-90
feelings　103
Frankl（Viktor Emil Frankl）　16
fundamental attitude of mindfulness　73-75

◆G

Giglio（Auro Del Giglio）　31
Greenberg（Jeff Greenberg）　51
grounding　77-78
Guggenbühl-Craig（Adolf Guggenbühl-Craig）　20

◆H

Halifax（Joan Halifax）　8

Hanh（Thich Nhat Hanh）　69
healing　9-13
healing connections　3
healing journey　22
Hippocrates　7
human being　8
human doing　8
Hutchinson（Tom A. Hutchinson）　2, 3, 10, 66, 70, 125, 127, 134

◆ I
iceberg metaphor　101-104, 106-107
inner journey　17
integrity　3, 11
intervention　39-41
issues and safety of mindfulness　82

◆ J
Jackson（Stanley W. Jackson）　21
Jung（Carl Gustav Jung）　19, 124

◆ K
Kabat-Zinn（Jon Kabat-Zinn）　70
Kearney（Michael Kearney）　8, 12, 15, 17, 114, 115, 127
Kinsella（Elizabeth Anne Kinsella）　15
Kleinman（Arthur Kleinman）　38

◆ L
lateral thinking　11
letting go　75
logotherapy　16
longings and yearnings　101

◆ M
Mayeroff（Milton Mayeroff）　39
McGill University　2
memento mori　60-61
mindful breathing　76-77
mindful eating　79
mindful hand washing　80

mindful hearing　81
mindful walking　78
Mindfulness Based Stress Reduction　70
mindfulness practice and techniques　76-81
mortality salience　52
Mount（Balfour M. Mount）　3, 8, 9, 12, 15, 17, 18, 22

◆ N
negative capability　37-38
Nouwen（Henri Jozef Machiel Nouwen）　20

◆ O
origins of mindfulness　72-73
Osler（William Osler）　9

◆ P
palliative care　3
Palmer（Parker Palmer）　18
patient initiatives for suffering　42-44
perceptions　103
placating stance　94
posttraumatic growth　43, 120
proximal defense　54
Pyszczynski（Tom Pyszczynski）　51, 54, 55

◆ R
re-engagement with community　43
reflective practice　14-15
resilience　121-122, 124-129, 131-132
Royal Victoria Hospital　3

◆ S
Satir（Virginia Satir）　88, 91, 94, 98, 101
Saunders（Cicely Saunders）　3, 30
Schön（Donald Schön）　14
science　13

Sedgwick（David Sedgwick） 20
self-awareness 22, 90, 115, 124-125
self-care 124, 127-129
self-compassion 124, 126-127
self-esteem 53, 89
simple process 13
Solomon（Sheldon Solomon） 51
spiritual being 15-18
spiritual or religious engagement 43-44
St. Christopher's Hospice 3
super-reasonable stance 95
survival stances 91-93

◆ T
10 commandments of healing 22
terror management theory 51-54, 56-57
Tournier（Paul Tournier） 31

◆ V
vertical thinking 11
VUCA 13

◆ W
whole person 2
workaholism 112
work engagement 111-113
wounded healer 19-22

◆ Y
Yalom（Irvin David Yalom） 50

Whole Person Care 理論編
医療の源流と実践

発　行	2024 年 11 月 1 日　第 1 版第 1 刷 ©
著　者	恒藤　暁
発行者	公益財団法人　日本ホスピス・緩和ケア研究振興財団
	〒530-0013　大阪府大阪市北区茶屋町 2-30
	TEL 06-6375-7255　FAX 06-6375-7245
	http://www.hospat.org
発　売	株式会社　三輪書店
	〒113-0033　東京都文京区本郷 6-17-9　本郷綱ビル
	TEL 03-3816-7796　FAX 03-3816-7756
	https://www.miwapubl.com
印刷所	シナノ印刷株式会社

本書の内容の無断複写・複製・転載は，著作権・出版権の侵害となることがありますのでご注意ください．

ISBN 978-4-89590-835-1　C 3047

JCOPY ＜出版者著作権管理機構　委託出版物＞

本書の無断複製は著作権法上での例外を除き禁じられています．複製される場合は，そのつど事前に，出版者著作権管理機構（電話 03-5244-5088，FAX 03-5244-5089，e-mail：info@jcopy.or.jp）の許諾を得てください．